国家卫生健康委员会“十三五”规划教材

全国中医药高职高专教育教材

供中药学、中药制药技术、中药生产与加工等专业用

中药储存与养护技术

第2版

主　编　沈　力

副主编　郭万周　徐幼华　秦亚东

编　委　（按姓氏笔画为序）

付维维（黑龙江中医药大学佳木斯学院）
李　欧（乐山职业技术学院）
李　卿（湖北中医药高等专科学校）
沈　力（重庆三峡医药高等专科学校）
张新渐（保山中医药高等专科学校）
秦亚东（安徽中医药高等专科学校）
贾　晗（重庆三峡医药高等专科学校）
徐幼华（江西中医药高等专科学校）
郭万周（南阳医学高等专科学校）

人民卫生出版社

图书在版编目（CIP）数据

中药储存与养护技术/沈力主编. —2 版. —北京：人民卫生出版社,2018

ISBN 978-7-117-26543-0

Ⅰ.①中… Ⅱ.①沈… Ⅲ.①中草药-药物贮藏-高等职业教育-教材 ②中药管理-仓库管理-高等职业教育-教材 Ⅳ.①R288

中国版本图书馆 CIP 数据核字(2018)第 132763 号

中药储存与养护技术

第 2 版

主 编：沈 力

出版发行：人民卫生出版社(中继线 010-59780011)

地 址：北京市朝阳区潘家园南里 19 号

邮 编：100021

E - mail：pmph @ pmph. com

购书热线：010-59787592 010-59787584 010-65264830

印 刷：北京市艺辉印刷有限公司

经 销：新华书店

开 本：787×1092 1/16 印张：8

字 数：184 千字

版 次：2014 年 8 月第 1 版 2018 年 8 月第 2 版

2021 年 4 月第 2 版第 6 次印刷(总第10次印刷)

标准书号：ISBN 978-7-117-26543-0

定 价：32. 00 元

《中药储存与养护技术》数字增值服务编委会

主　编　沈　力

副主编　郭万周　徐幼华　秦亚东

编　委　（按姓氏笔画为序）

付维维（黑龙江中医药大学佳木斯学院）
李　欧（乐山职业技术学院）
李　卿（湖北中医药高等专科学校）
沈　力（重庆三峡医药高等专科学校）
张新渐（保山中医药高等专科学校）
秦亚东（安徽中医药高等专科学校）
贾　晗（重庆三峡医药高等专科学校）
徐幼华（江西中医药高等专科学校）
郭万周（南阳医学高等专科学校）

修订说明

为了更好地推进中医药职业教育教材建设，适应当前我国中医药职业教育教学改革发展的形势与中医药健康服务技术技能人才的要求，贯彻落实《国家中长期教育改革和发展规划纲要(2010—2020年)》《医药卫生中长期人才发展规划(2011—2020年)》《中医药发展战略规划纲要(2016—2030年)》精神，做好新一轮中医药职业教育教材建设工作，人民卫生出版社在教育部、国家卫生健康委员会、国家中医药管理局的领导下，组织和规划了第四轮全国中医药高职高专教育、国家卫生健康委员会“十三五”规划教材的编写和修订工作。

本轮教材修订之时，正值《中华人民共和国中医药法》正式实施之际，中医药职业教育迎来发展大好的际遇。为做好新一轮教材出版工作，我们成立了第四届中医药高职高专教育教材建设指导委员会和各专业教材评审委员会，以指导和组织教材的编写和评审工作；按照公开、公平、公正的原则，在全国1400余位专家和学者申报的基础上，经中医药高职高专教育教材建设指导委员会审定批准，聘任了教材主编、副主编和编委；启动了全国中医药高职高专教育第四轮规划第一批教材，中医学、中药学、针灸推拿、护理4个专业63门教材，确立了本轮教材的指导思想和编写要求。

第四轮全国中医药高职高专教育教材具有以下特色：

1. 定位准确，目标明确 教材的深度和广度符合各专业培养目标的要求和特定学制、特定对象、特定层次的培养目标，力求体现“专科特色、技能特点、时代特征”，既体现职业性，又体现其高等教育性，注意与本科教材、中专教材的区别，适应中医药职业人才培养要求和市场需求。

2. 谨守大纲，注重三基 人卫版中医药高职高专教材始终坚持“以教学计划为基本依据”的原则，强调各教材编写大纲一定要符合高职高专相关专业的培养目标与要求，以培养目标为导向、职业岗位能力需求为前提、综合职业能力培养为根本，同时注重基本理论、基本知识和基本技能的培养和全面素质的提高。

3. 重点考点，突出体现 教材紧扣中医药职业教育教学活动和知识结构，以解决目前各高职高专院校教材使用中的突出问题为出发点和落脚点，体现职业教育对人才的要求，突出教学重点和执业考点。

4. 规划科学，详略得当 全套教材严格界定职业教育教材与本科教材、毕业后教育教材的知识范畴，严格把握教材内容的深度、广度和侧重点，突出应用型、技能型教育内容。基础课教材内容服务于专业课教材，以“必须、够用”为度，强调基本技能的培养；专业课教材紧密围绕专业培养目标的需要进行选材。

5. 体例设计，服务学生 本套教材的结构设置、编写风格等坚持创新，体现以学生为中心的编写理念，以实现和满足学生的发展为需求。根据上一版教材体例设计在教学中的反馈意见，将“学习要点”“知识链接”“复习思考题”作为必设模块，“知识拓展”“病案分析(案例分析)”“课堂讨论”“操作要点”作为选设模块，以明确学生学习的目的性和主动性，增强教材的可读性，提高学生分析问题、解决问题的能力。

6. 强调实用，避免脱节 贯彻现代职业教育理念。体现“以就业为导向，以能力为本位，以发展技能为核心”的职业教育理念。突出技能培养，提倡“做中学、学中做”的“理实一体化”思想，突出应用型、技能型教育内容。避免理论与实际脱节、教育与实践脱节、人才培养与社会需求脱节的倾向。

7. 针对岗位，学考结合 本套教材编写按照职业教育培养目标，将国家职业技能的相关标准和要求融入教材中。充分考虑学生考取相关职业资格证书、岗位证书的需要，与职业岗位证书相关的教材，其内容和实训项目的选取涵盖相关的考试内容，做到学考结合，体现了职业教育的特点。

8. 纸数融合，坚持创新 新版教材最大的亮点就是建设纸质教材和数字增值服务融合的教材服务体系。书中设有自主学习二维码，通过扫码，学生可对本套教材的数字增值服务内容进行自主学习，实现与教学要求匹配、与岗位需求对接、与执业考试接轨，打造优质、生动、立体的学习内容。教材编写充分体现与时代融合、与现代科技融合、与现代医学融合的特色和理念，适度增加新进展、新技术、新方法，充分培养学生的探索精神、创新精神；同时，将移动互联、网络增值、慕课、翻转课堂等新的教学理念和教学技术、学习方式融入教材建设之中，开发多媒体教材、数字教材等新媒体形式教材。

人民卫生出版社医药卫生规划教材经过长时间的实践与积累，其中的优良传统在本轮修订中得到了很好的传承。在中医药高职高专教育教材建设指导委员会和各专业教材评审委员会指导下，经过调研会议、论证会议、主编人会议、各专业编写会议、审定稿会议，确保了教材的科学性、先进性和实用性。参编本套教材的800余位专家，来自全国40余所院校，从事高职高专教育工作多年，业务精纯，见解独到。谨此，向有关单位和个人表示衷心的感谢！希望各院校在教材使用中，在改革的进程中，及时提出宝贵意见或建议，以便不断修订和完善，为下一轮教材的修订工作奠定坚实的基础。

人民卫生出版社有限公司

2018年4月

全国中医药高职高专院校第四轮第一批规划教材书目

教材序号	教材名称	主编	适用专业
1	大学语文(第4版)	孙　洁	中医学、针灸推拿、中医骨伤、护理等专业
2	中医诊断学(第4版)	马维平	中医学、针灸推拿、中医骨伤、中医美容等专业
3	中医基础理论(第4版)*	陈　刚　徐宜兵	中医学、针灸推拿、中医骨伤、护理等专业
4	生理学(第4版)*	郭争鸣　唐晓伟	中医学、中医骨伤、针灸推拿、护理等专业
5	病理学(第4版)	苑光军　张宏泉	中医学、护理、针灸推拿、康复治疗技术等专业
6	人体解剖学(第4版)	陈晓杰　孟繁伟	中医学、针灸推拿、中医骨伤、护理等专业
7	免疫学与病原生物学(第4版)	刘文辉　田维珍	中医学、针灸推拿、中医骨伤、护理等专业
8	诊断学基础(第4版)	李广元　周艳丽	中医学、针灸推拿、中医骨伤、护理等专业
9	药理学(第4版)	侯　晞	中医学、针灸推拿、中医骨伤、护理等专业
10	中医内科学(第4版)*	陈建章	中医学、针灸推拿、中医骨伤、护理等专业
11	中医外科学(第4版)*	尹跃兵	中医学、针灸推拿、中医骨伤、护理等专业
12	中医妇科学(第4版)	盛　红	中医学、针灸推拿、中医骨伤、护理等专业
13	中医儿科学(第4版)*	聂绍通	中医学、针灸推拿、中医骨伤、护理等专业
14	中医伤科学(第4版)	方家选	中医学、针灸推拿、中医骨伤、护理、康复治疗技术专业
15	中药学(第4版)	杨德全	中医学、中药学、针灸推拿、中医骨伤、康复治疗技术等专业
16	方剂学(第4版)*	王义祁	中医学、针灸推拿、中医骨伤、康复治疗技术、护理等专业

续表

教材序号	教材名称	主编	适用专业
17	针灸学(第4版)	汪安宁　易志龙	中医学、针灸推拿、中医骨伤、康复治疗技术等专业
18	推拿学(第4版)	郭　翔	中医学、针灸推拿、中医骨伤、护理等专业
19	医学心理学(第4版)	孙　萍　朱　玲	中医学、针灸推拿、中医骨伤、护理等专业
20	西医内科学(第4版)*	许幼晖	中医学、针灸推拿、中医骨伤、护理等专业
21	西医外科学(第4版)	朱云根　陈京来	中医学、针灸推拿、中医骨伤、护理等专业
22	西医妇产科学(第4版)	冯　玲　黄会霞	中医学、针灸推拿、中医骨伤、护理等专业
23	西医儿科学(第4版)	王龙梅	中医学、针灸推拿、中医骨伤、护理等专业
24	传染病学(第3版)	陈艳成	中医学、针灸推拿、中医骨伤、护理等专业
25	预防医学(第2版)	吴　娟　张立祥	中医学、针灸推拿、中医骨伤、护理等专业
1	中医学基础概要(第4版)	范俊德　徐迎涛	中药学、中药制药技术、医学美容技术、康复治疗技术、中医养生保健等专业
2	中药药理与应用(第4版)	冯彬彬	中药学、中药制药技术等专业
3	中药药剂学(第4版)	胡志方　易生富	中药学、中药制药技术等专业
4	中药炮制技术(第4版)	刘　波	中药学、中药制药技术等专业
5	中药鉴定技术(第4版)	张钦德	中药学、中药制药技术、中药生产与加工、药学等专业
6	中药化学技术(第4版)	吕华瑛　王　英	中药学、中药制药技术等专业
7	中药方剂学(第4版)	马　波　黄敬文	中药学、中药制药技术等专业
8	有机化学(第4版)*	王志江　陈东林	中药学、中药制药技术、药学等专业
9	药用植物栽培技术(第3版)*	宋丽艳　汪荣斌	中药学、中药制药技术、中药生产与加工等专业
10	药用植物学(第4版)*	郑小吉　金　虹	中药学、中药制药技术、中药生产与加工等专业
11	药事管理与法规(第3版)	周铁文	中药学、中药制药技术、药学等专业
12	无机化学(第4版)	冯务群	中药学、中药制药技术、药学等专业
13	人体解剖生理学(第4版)	刘　斌	中药学、中药制药技术、药学等专业
14	分析化学(第4版)	陈哲洪　鲍　羽	中药学、中药制药技术、药学等专业
15	中药储存与养护技术(第2版)	沈　力	中药学、中药制药技术、中药生产与加工等专业

续表

教材序号	教材名称	主编	适用专业
1	中医护理(第3版)*	王　文	护理专业
2	内科护理(第3版)	刘　杰　吕云玲	护理专业
3	外科护理(第3版)	江跃华	护理、助产类专业
4	妇产科护理(第3版)	林　萍	护理、助产类专业
5	儿科护理(第3版)	艾学云	护理、助产类专业
6	社区护理(第3版)	张先庚	护理专业
7	急救护理(第3版)	李延玲	护理专业
8	老年护理(第3版)	唐凤平　郝　刚	护理专业
9	精神科护理(第3版)	井霖源	护理、助产专业
10	健康评估(第3版)	刘惠莲　滕艺萍	护理、助产专业
11	眼耳鼻咽喉口腔科护理(第3版)	范　真	护理专业
12	基础护理技术(第3版)	张少羽	护理、助产专业
13	护士人文修养(第3版)	胡爱明	护理专业
14	护理药理学(第3版)*	姜国贤	护理专业
15	护理学导论(第3版)	陈香娟　曾晓英	护理、助产专业
16	传染病护理(第3版)	王美芝	护理专业
17	康复护理(第2版)	黄学英	护理专业
1	针灸治疗(第4版)	刘宝林	针灸推拿专业
2	针法灸法(第4版)*	刘　茜	针灸推拿专业
3	小儿推拿(第4版)	刘世红	针灸推拿专业
4	推拿治疗(第4版)	梅利民	针灸推拿专业
5	推拿手法(第4版)	那继文	针灸推拿专业
6	经络与腧穴(第4版)*	王德敬	针灸推拿专业

*为“十二五”职业教育国家规划教材

第四届全国中医药高职高专教育教材建设指导委员会

主任委员 方家选　胡志方

副主任委员 （按姓氏笔画排序）

王义祁　王之虹　刘　斌　李　丽　何文彬
张立祥　张先庚　陈　刚　陈林兴　周建军
秦晓明　郭争鸣

委　　员 （按姓氏笔画排序）

王秀兰　卞　瑶　孔令俭　刘　勇　李灿东
李治田　李景儒　李榆梅　吴　彬　张　科
张美林　张登山　张震云　陈文松　陈玉奇
陈景华　金玉忠　周忠民　顾　强　徐家正
唐家奇　曹世奎　龚晋文　董维春　董辉光
谭　工　潘年松

秘　　书 滕艺萍　范　真　马光宇

第四届全国中医药高职高专中药学专业教材评审委员会

主任委员 胡志方

副主任委员 刘　斌　金　虹　张国豪

委　　员 冯务群　李　端　宋丽艳
张钦德　侯　晞

前　言

中药入库质量验收、储存与养护、出库复核能力是中药从业人员应具备的基本能力。教育部职业教育与成人教育司编制的《高等职业学校专业教学标准(试行)》(医药卫生大类)中《高等职业学校中药专业教学标准》将中药储存与养护纳为高职高专中药专业的核心课程。

本版教材坚持能力本位原则,在上版教材基础上,以《药品管理法》(2015年修正)、《药品经营质量管理规范》(2016年版)和2015年版《中国药典》为指导,结合2015版执业药师考试大纲等变化,以能胜任中药入库质量验收、贮存、在库养护、出库管理岗位工作要求确定教材内容,以易变质中药材、饮片、中成药仓储养护为重点,按照中药传统养护技术与现代养护技术相结合的原则实施编写。同时,以常见易变质中药材、饮片、中成药仓储养护等典型工作设置综合实训项目,力求突出教材的实践性、开放性和职业性。

教材包括绪论、中药仓库管理、中药入库验收、中药储存与养护、中药出库管理和实训指导6个部分,内容深入浅出,充分体现中药储存与养护的基本知识、基本方法、基本技能要求及易变质的中药储存养护技术要点。既可用于高职高专中药学及相关专业教学使用,又可供中药流通领域的中药验收、储存、养护岗位从业人员参考。

教材适应"互联网+"环境下信息传播趋势和教学改革创新的发展方向,纸质教材与数字资源融合,读者通过扫描纸质教材各章内二维码或素材二维码,即可获取PPT、图片、视频、同步练习等。

编写人员分工如下:第一章由付维维编写;第二章由郭万周、贾晗、秦亚东编写;第三章由徐幼华编写;第四章第一节至第二节由沈力编写,第三节由贾晗编写,第四节由李欧编写,第五节由沈力编写;第五章由李卿编写;实训指导由张新渐编写。全书由沈力负责统稿和审稿,郭万周、徐幼华、秦亚东参与教材审稿工作。

教材编写过程中,得到了人民卫生出版社和相关企业的大力支持,在此,一并表示感谢。由于编者水平有限,错误和不足之处在所难免,诚恳欢迎读者批评指正。

《中药储存与养护技术》编委会

2018年4月

目　录

第一章

绪　论

课件
01章PPT

扫一扫
知重点

学习要点

1. 中药储存养护的概念。
2. 中药储存与养护的起源与发展。
3. 中药储存与养护的目的及基本任务。

第一节　中药储存养护概况

一、中药储存养护的概念

中药储存是指中药商品离开生产领域后进入流通领域中形成的储备和库存，它是中药商业经营的重要环节，是保证中药商品流通的必要条件。如果没有一定数量的中药商品储存，中药商品的流通就会中断。

中药养护是指中药经营企业在中药的购、销、存、运整个过程中，对储存的中药材、中药饮片及中成药进行科学保养和维护的专业技术工作。

中药储存与养护是一门专门研究中药储存保管，防止变质，保证中药质量的科学，它是在继承祖国医学遗产和劳动人民长期积累储存中药经验的基础上，运用现代科学技术和方法，研究中药储存和养护技术。

二、中药储存养护的起源与发展

（一）中药储存养护的历史起源

我国历史上最早的药学专著《神农本草经》是汉以前药学知识和经验的总结，不仅简要而完备地记述了中药的基本理论、产地、采集加工时间，而且对于中药的鉴定、储存都有较为精辟的概括。如药物阴干、曝干，采造时月，生熟，土地所出、真伪陈新等，为中药养护的发展奠定了初步基础。

到南北朝时期，医药有了显著的进步和分工。如《百官志》载："四十人……太医署有主药师二人……药园师二人……药藏局盛丞各二人。"又云："药藏丞为三品勋一位。"可见，在当时就已专门设立了贮药机构，从此明确了药物储存保管的重要性与必要性。

梁代陶弘景撰的《神农本草经集注》明确指出了药物产地、采制方法、储存时间与其疗效的关系。正如序录所说："江东以来，小小杂药，多出近道，气力性理不及本邦。"又云："凡狼毒、枳实、橘皮、半夏、麻黄、吴萸，皆欲得陈久者良，其余须精新也。"

至唐代，唐高宗显庆四年（公元659年）撰成的世界第一部药典《新修本草》，标志着我国药学的新发展。唐代不仅讲求道地药材，对药材的储存养护也十分考究。如《备急千金要方》记载："凡药皆不欲数数曝晒，多见风日，气力即薄歇，宜熟知之。诸药未即用者，俟天大晴时，于烈日中曝之，令大干，以新瓦器贮之，泥头密封。须用开取，即急封之，勿令中风湿之气，虽经年亦如新也。其丸散以瓷器贮，密蜡封之，勿令泄气，则三十年不坏，诸杏仁及子等药，瓦器贮之，则鼠不能得之也。凡贮药法，皆须去地三四尺，则土湿之气不中也。"对中药干燥、储存方法、盛装容器，均考据精审，论说详明。特别值得称道的是该书提出"贮药在离地数尺，则湿气方不中药"这些朴实有效的经验，扼要实用，流行很广，甚为后世推崇。

到了宋代，中药品种发展比往代剧增。当时政府设"收卖药材所"辨认药材，以革伪乱之弊。寇宗奭著《本草衍义》载："夫高医以蓄药为能，仓中之两，防不可售者所须也，若桑寄生、桑螵蛸、鹿角胶、虎胆、蟾蜍……之类。"说明储存十分重要。尤其难得之品宜蓄贮留存，以急病人之所急。

于元朝，王好古著《汤液本草》："一两剂服之不效，予再侯之，脉证相对，莫非药有陈腐者，致不效乎，再市药之气味厚者煎服，其证半减。再服而安。"阐明了药物储存的新陈与临床疗效之密切关系。

直至明代，陈嘉谟广罗收集各代药物发展的成就，编著了《本草蒙筌》。该书载："凡药藏贮，宜常提防，倘阴干、暴干、烘干，未尽去湿，则蛀蚀、霉垢、朽烂，不免为殃。当春夏多雨水浸淫，临夜晚或鼠虫啮耗，心力弗惮，岁月堪延。见雨久着火频烘，遇晴明向日悬曝，粗糙悬架上，细腻贮坛中。人参须和细辛，冰片必同灯草，麝香宜蛇皮裹，硼砂共绿豆收，生姜择老沙藏，山药候干炭窖，沉香、真檀香甚烈，包纸须重。……庶分两不致耗轻，抑气味尽得完具。辛烈者免走泄，甘美者无虫蛀伤，陈者新鲜，润者干燥……"这些宝贵储存经验，沿袭至今，成为后世研究储存的理论依据。

继《本草蒙筌》之后，李时珍所著《本草纲目》，高度概括总结以前各家经验，对中药学发展起着承前启后、继往开来的重要作用。

再及清代，文化统治虽然残酷、严密，但中药及储存养护的研究仍有一定发展。吴仪洛《本草从新》云："用药有久宜陈者，收藏高燥处，不必时常开看，不会霉蛀。有宜精新者，如南星、半夏、麻黄、大黄、木贼、棕榈、芫花、枳实、佛手柑、秋石、石灰、诸曲、诸胶……之类，皆以陈久者为佳"，使用陈久品之意"或取其烈性减，或取其火候脱"。又云："余者俱宜精新，若陈腐而欠鲜明，则气味不全，服之必无效。"张秉成对用精新药的意义又做了详细的补充：新者取其气味之全，功效之速。吴张二氏之说，对中药储存与功效的关系考究精辟，论说详明，给后代予以深远影响。

有关中药储存养护学，自汉代到清朝，各个时期都有它的成就和特色，而且历代相承，日渐繁荣，不仅被后世广泛应用，还为研究整理中药储存养护知识提供了重要的依据和资料，是中医药文化的宝贵财富之一。

（二）中药储存养护的现代发展

中华人民共和国成立之后，党和政府十分重视继承和发展中医药事业，在中医药政策的指引下，中药工作者开展了大量的中药储存养护的研究工作，并做出了重要的贡献，先后编写出版了《中药材养护知识》《中药材商品养护》《中药材保管技术》《中药材储存保管知识》《中药保管技术》《医药仓贮技术》《现代中药养护学》《中药储存与养护》等专著。以上这些专著都是我国有关中药保管、储存、养护研究成果的结晶，此外还有许多研究论文刊登在国家正式出版的期刊上。

科学技术的不断发展和不断研究，并引进新的、现代的养护技术和方法，如低温储存、无公害药材对抗同贮、气幕防潮、微波和远红外干燥、气调养护等，给中药养护增加了新内容，促进了中药养护和本学科的发展。

随着国家对医药监管的力度加强，为保证药品品质，在科研工作者与药品经营者共同努力下，中药储存与养护技术得到长足发展。药材仓库均建立了保管制度，按照药品 GSP 对药品储存养护的要求和各种中药商品特性建立各种中药商品仓库，重视库房温度、湿度的控制，加强了入库验收工作。在保管养护技术上，不仅继承和发展了我国古老而有效的储存养护经验，而且利用了现代的仪器和工具，并加以研究改进，创造出新的绿色环保的储存养护方法。

第二节 中药储存养护的目的与任务

一、中药储存养护的目的意义

（一）保证中药安全有效

中药来源广泛，性能复杂，所含的成分各不相同，有的怕热、怕冻、怕潮、怕干燥，有的成分是仓库害虫、鼠类、微生物的食料和养料，因而易发生虫蛀、鼠食、霉变等变异现象；有些鲜活商品，变异速度更快；有的中药商品在一定条件下还会“自燃”。因此，中药仓库的业务不单纯是进进出出、存存放放，必须重视保管养护，才能避免因保养不善而造成的各种损失。

（二）降低损耗

降低损耗是指中药在贮存过程中要切实防止霉烂、变质、虫蛀、鼠咬、泛油、挥发、风化、潮解等现象的发生，以减少商品损耗，节省保管费用。

（三）保证市场供应

中药储存一方面有利于购进业务活动，另一方面又有利于批发、零售业务活动，可将中药源源不断地收进、发出，持续不断地供应市场，满足人们医疗保健需要。中药的生产与消费在时间上和地区上往往出现差异。进行必要的中药贮存可以调节这种差异，灵活地调剂余缺，使中药的流通顺畅迅速。

（四）消除地区差异

中药的生产与消费在地区之间存在着差异。进行中药储存，可将中药从产地运往销地，进行地区间的调剂。同时在时间上也存在着差异。有的是常年生产，季节消费；有的是季节生产，常年消费；有的是这季生产，那季消费。因此，进行中药贮存，保存一定量的中药，可使中药经营企业在疫病流行和自然灾害等各种非常情况下，具备应急供应能力。

二、中药储存养护的基本任务

中药储存与养护的任务在于保证中药安全，利于购销，为流通服务、预防药物变化和已发生变化的救治，保护中药的使用价值，从而保证医疗用药的安全、准确、有效，不断继承发扬祖国医药遗产，为广大人民健康服务。

1. 收发迅速，保障供应　合理使用仓库面积、容积，提高单位面积储存量。中药入库、保管及出库，在严格核对数量、检查质量和包装的前提下，应做到进出手续简便，快进快出，加速中药商品的流转，满足市场用药需求。

2. 科学养护，保证质量　中药仓储工作者应严把中药入库关、在库养护关、出库复核关，确保中药质量。坚持质量标准，杜绝伪劣中药入库。在中药储存与养护过程中，应根据各类中药的理化性质和有关要求，合理储存，科学养护，防止中药变质现象发生。同时，研究分析和阐明中药养护的通用性和适用性，监测中药在购、销、贮、运过程中质量的变化规律，制定和建立科学的中药养护方法，以保证中药的安全性和有效性。

3. 安全储存，提高效益　贯彻“以防为主”方针，严格执行安全管理规定，确保中药、设备和人身安全。以保证供应为前提，贯彻经济核算原则，进行定额管理，加强对贮品的数量和结构核算，分析商品储存是否适销对路，做好仓贮，提高经济管理水平以求得经济效益。

（付维维）

扫一扫
测一测

复习思考题

1. 简述中药储存与养护的概念。
2. 简述中药储存与养护的目的和意义。
3. 简述中药储存与养护的基本任务。

第二章

中药仓库管理

课件
02章PPT

扫一扫
知重点

学习要点

1. 中药仓库的类型。
2. 中药仓库选址、规划和建设。
3. 中药仓储设备设施。
4. 中药仓库温湿度、作业、安全及信息管理。

中药仓库是进行中药储存保管养护的场所。中药仓库的设施与设备，是中药经营单位必不可少的硬件条件，是仓储中药和仓储作业活动的重要物质技术基础。为了适应中药经营和仓储业务发展的需要，保证在库中药质量，保障在库中药的安全，提高仓库管理的经济效益，中药经营单位必须重视仓库管理工作。

第一节　中药仓库的职能与类型

一、中药仓库的职能

中药仓库是中药流通的重要环节，对中药质量和数量起维护储存作用，同时也是保障社会供应的组成部门，具备以下主要职能：

1. 保障中药供给　在中药流通过程中，中药仓库应为收购、加工、储存和供应服务，支持生产持续进行，稳定市场，调剂余缺，保障人民用药需求。

2. 维护中药质量　中药仓库应对入库中药的质量进行监督控制，防止伪劣中药入库，并采取必要的养护措施，维护中药质量。

3. 降低中药损耗　中药仓库的商品进出，应做到数量准确，作业分明，降低损耗，提高仓库使用率，节约保管费用。

4. 实行科学管理　中药仓库在继承传统养护方法的基础上，总结经验，研究新的养护技术，应用现代信息化系统管理，实现自动化作业，提高技术水平。

5. 提高服务质量　按照业务部门和市场的要求，做好商品的挑选、整理和分装等加工业务，使之适销对路。同时，及时向购销部门提供商品行情，加速商品流转。提高职工的职业道德观念和技术素质，改善服务态度。

6. 确保安全生产　仓库应加强各项安全教育和管理,健全组织,落实制度,完善各项劳动防护措施,重点对防火、防盗、防工伤等方面做好管理。

二、中药仓库的类型

我国中药资源丰富,品种繁多,性质各异。为最大限度地保证中药质量和预防其霉蛀变质,根据仓库承担的任务和储量大小不同,建筑条件以及仓储业务情况的复杂性,结合 GSP 的相关要求,可将中药仓库划分为以下几个种类。

(一)按照仓库的主要业务职能分类

1. 采购仓库　采购仓库指设在中药生产区的各种采购供应企业的仓库,地点一般设置在地产中药主产区的大中城市、沿海进口口岸、大型中药材专业市场或中药运转的集散地,规模较大。这类仓库的主要职能为分批接收从采购供应部门收购的中药,经过集中整理再整批或分批发运各地。

2. 批发仓库　批发仓库指设在中药供应区的各种批发企业的仓库,地点一般设置在中药的终端消费地区,规模较小。这类仓库的主要职能为将从外地和当地收购的中药,按照供应合同或调拨供应凭证,分批发货,并根据客户要求办理中药的编配、分装、改装、整理等业务。仓库的业务特点是批次多、数量少、进出频率高。

3. 零售仓库　零售仓库指为保证中药日常销售而进行短期中药储存的仓库,地点一般设置于零售企业内或药店附近,归零售企业直接管理。此类仓库的主要职能为将零售企业购进的中药进行短期储存。

4. 加工仓库　加工仓库指将中药储存与加工业务结合在一起的仓库,地点可设置在中药生产区或供应区。此类仓库的主要职能是对某些中药进行必要的挑选、分类、整理、分装、改装、组装和简单的流通加工,以弥补生产过程加工不足,更有效地满足客户或企业自身的需求,使产需双方更好地衔接以方便储存和适应销售需要。

5. 储备仓库　储备仓库指为储存国家的某些重要储备中药和季节性储备中药而设立的专门仓库。它的业务特点是接受和发运中药的批次量较少,中药较长时期脱离周转。其主要用来调整国民经济计划过程中可能出现的重大失调以及补救大自然灾害所造成的损失或战争急需。它主要对中药进行较长时期的保管和养护业务。

6. 中转仓库　中转仓库指为适应中药在运输途中进行分运或转换运输工具而建立,作为中药短暂停留的仓库。设置地点一般在铁路、公路、航运等交叉汇集点,要求有齐全的装卸设备;若是大型中转仓库,应有铁路专用线直达仓库站台或有专用航运码头,方便业务开展。

(二)按照仓库的仓储技术条件分类

1. 普通仓库　指用于仓储一般性能相近,并在保管上没有特殊要求的中药仓库。它只要求有一般的保管场所,以及进出库、装卸、搬运、堆码和中药养护的普通设备。这类仓库特点为技术装备比较简单,建造比较容易,适用范围广泛。

2. 保温、冷藏、恒温恒湿仓库　有些中药较易受外界温湿度影响而发生变质和失量,因而要求用保温、冷藏、恒温恒湿仓库加以储存。这类仓库需要配有制冷设备,并有良好的保温隔热性能以保持所需的温湿度。

3. 危险品库　危险品库是指用以储存易燃、易爆、有毒和有辐射的中药仓库。它要求有一定特殊技术的装备和装卸、搬运、保管条件,并能对危险品起一定防护作用。

需要特殊管理。

4. 气调仓库　气调仓库是指能够改变仓库空气组成成分，通过充加氮气、二氧化碳或其他惰性气体，控制库内氧气浓度的中药仓库。利用气调技术达到防虫、防霉变和保持库存中药质量的一种储存养护技术。

（三）按照仓库的建筑结构分类

1. 露天库　又称货场，用于堆放中药商品的露天场所，大多是经过简单加工的天然地面，一般要比地平面高出 20～25cm，设有排水沟，以利排水；场地要平坦结实。露天库只适合储存受气候影响较小的药材，一般仅用于临时存放中药商品，不能长期储存。储存时货堆必须"上盖下垫"。

2. 半露天库　又称货棚，指用于存放中药商品的棚子。一般只有棚盖而无墙壁。其优点是结构简单，造价低廉，但隔热防潮力差，使用寿命短，一般用于短期存放笨重或轻泡商品如空箱、空瓶、空坛、麻袋、筐、篓等包装材料。当密闭库不够使用时也可暂时用来储存受温湿度影响较小的药材。在我国华北、西北等气候干燥的地区，可用来较长期储存药材。但在长江以南地区只适合做短时间的储存。

3. 平房仓库　平房仓库指单层建筑仓库，小型企业及农村、小城镇适宜建造。优点为建筑结构简单、造价较低，移库作业方便；缺点为土地利用率低。

4. 多层楼房仓库　多层楼房仓库指两层或两层以上建筑的楼房仓库，大中城市和规模较大的仓库适宜建造。优点为可提高仓容量和土地利用率，但建筑结构复杂，造价较高。

5. 高层货架立体仓库　高层货架立体仓库又称自动化立体仓库，是指采用几层乃至几十层高的货架储存单元中药，并可用相应起重运输设备进行中药入库和出库作业的仓库。此类仓库可以实现计算机网络管理，实现物流仓储的自动化、智能化、快捷化、网络化、信息化。优点是提高了土地利用率、单位面积储存量，有利于提高仓库的出入库频率，提高仓库的管理水平。自动化立体仓库是众多高技术集成工程，涉及的领域有巷道堆垛机、自动导向搬运车系统、条码技术、图像识别、网络通信、数据采集、数据库系统、自动分拣系统、实时监控系统、计算机集成管理系统等。自动化立体仓库是未来中药仓库发展的主要趋势之一。

6. 地下库　具有隐蔽、安全的特点，一般用于战备和忌高温储存的商品。这类库房要采取防潮排湿措施。

7. 密闭库　具有严密、不受气候影响、储存品种不受限制等优点。药材仓库的所有药材一般都应储存于此类库房内。

（四）按商品性质分类

1. 普通中药仓库　是储存一般中药商品的仓库。这种类型的药材仓库，在收购、加工、调拨、批发和零售等环节中都可以设置，涉及的范围最广，数量最多。如中药材仓库、饮片库。

2. 特殊药材仓库　分细贵药材库、毒剧药品库、危险品仓库等。

（1）细贵药材库：专门储存来源不易，经济价值较高的中药材。如珍珠、玛瑙、牛黄、麝香、猴枣、马宝、川贝、冬虫夏草等，不能混存于普通仓库，应设特种仓库储存。

（2）毒剧药品库：单独储存国家限制使用的毒剧药材或中成药的仓库，管理严格，设施安全。

（3）危险品仓库：专门储存易燃易爆等危险品的仓库，如火硝、硫黄以及杀灭害虫的化学熏蒸剂。

3. 中成药仓库　专贮各种中成药。中成药剂型众多，常见的有丸、散、膏、丹、片、酒、露、胶、茶、曲、锭、针、颗粒、糖浆等，在储存期间会发生各种变异，所以更要做好保管养护工作。

此外，还可按照仓库使用的建筑材料分类，有土石仓库、砖木仓库、钢筋混凝土仓库、钢结构桁梁仓库等；按照仓库建筑形式分类，有地上仓库、半地下仓库及地下仓库等：按照仓库的使用年限分类，有永久性仓库、半永久性仓库及临时仓库等。

第二节　中药仓库的建设

一、中药仓库选址

中药仓库可根据企业中药经营规模、仓库的业务性质、技术设备等特点综合设计建造。其选址和布局应尽量符合安全、节约、方便的原则。

课堂互动

举例说明中药仓库选址的要求有哪些？为什么？

（一）仓库选址的一般要求

1. 交通便利，运输畅通　仓库所在地的陆运和水运必须畅通，尽可能设在靠近铁路、公路或港口的地方。

2. 地基坚实，高燥平坦　地面坚实高燥有利于仓库的负载，避免地面沉降与积水，保证中药商品的储存安全，节能。

3. 排水通畅，保证水电供给　仓库中的各类设施均需用电，有充足的电力有利于中药商品的储存养护，必要时配置备用发电设备。水资源丰富可保证消防用水。

4. 防火防污，环境安全　仓库环境整洁，与周围建筑物要保持一定的安全距离，远离易燃易爆、排放污染气体和粉尘的生产单位，确保中药商品安全和免受污染。

（二）GSP 对仓库设计要求

企业应当具有与其药品经营范围、经营规模相适应的经营场所和库房。库房的选址、设计、布局、建造、改造和维护应当符合药品储存的要求，防止药品的污染、交叉污染、混淆和差错。

1. 药品储存作业区、辅助作业区应当与办公区和生活区分开一定距离或者有隔离措施。

2. 库房的规模及条件应当满足药品的合理、安全储存，并达到以下要求，便于开展储存作业：

（1）库房内外环境整洁，无污染源，库区地面硬化或者绿化。

（2）库房内墙、顶光洁，地面平整，门窗结构严密。

（3）库房有可靠的安全防护措施，能够对无关人员进入实行可控管理，防止药品被盗、替换或者混入假药。

（4）有防止室外装卸、搬运、接收、发运等作业受异常天气影响的措施。

知识链接

GSP

GSP(Good Supply Practice)，即《药品经营质量管理规范》，根据《中华人民共和国药品管理法》《中华人民共和国药品管理法实施条例》制定，是药品经营管理和质量控制的基本准则。

GSP自2000年颁布实施后，经过2012年和2015年两次修订。现行GSP是2015年修订，2016年7月20日发布施行的，内容共4章，包括总则、药品批发的质量管理、药品零售的质量管理、附则，共计184条。

二、中药仓库建筑要求

（一）普通库房

中药仓库多数属于普通库房，一般由砖木、钢架或钢筋混凝土等建成，适用于多数药品的储存。这类库房的要求是：

1. 库房内部地坪应高于库外地面，坚实平坦，隔潮性能良好。

2. 墙壁完整坚固，内侧平滑，底层库墙内侧接近地面部应有防潮层。

3. 库顶不渗水，并具有较好的隔热性能。

4. 库房门应相对设置，便于通风。门窗、通风孔（排风扇等）应结构精密，“关”能密闭，“启”能通畅，灵活方便，并能防止雨水侵入。

5. 多层库房的楼面沿外墙处应设置泄水孔，其间距应不大于30m。

6. 单层库房的高度不低于6m，多层库房的高度每层不低于5m，层次不限。

（二）密闭库房

密闭库房应选用钢筋混凝土结构的建筑，并经过有效的隔绝材料处理，其防潮、防热性能应高于普通仓库，具有隔湿、隔气和避光等功能，使库内贮品不受或少受外界因素的影响，温湿度比较稳定，适宜于怕潮、怕热、怕光等商品的储存。

（三）气调库房

气调库房是专供中药采取气调养护的固定设施，其建筑结构除有较严密的隔气隔热性能外，还应具备库内外空气压力正负差的承受力。同时，其密闭性要求也较高，一般以平均每24小时氧气的回升率在0.5%以下者为符合，若回升率在0.2%～0.4%之间为性能良好。

（四）低温库房

系采取密闭与制冷技术，使室内温度控制在合适的低温状态的库房。根据温度的不同，可分为阴凉库房、冷藏库房、冷冻库房。

1. 阴凉库房　利用空调技术，采取多种隔气、隔热等材料进行密闭，以保持库内外隔绝，减少冷量散失。使温度保持在20℃以下。

2. 冷藏库房　冷藏库由密闭库房和制冷机等组成。库房内壁必须经过保温隔热等技术处理，以保持库内外隔绝，减少冷量散失。冷藏库房的温度应控制在2～10℃。

3. 冷冻库房　冷冻库由密闭库房和制冷机房等组成。库房内侧必须经过保温隔热等技术处理，库门应设置“风幕”，其启动与库门启闭同步。在库房与外界连接部应配建“缓冲房”，使出库商品能短暂停留而缓慢升温，避免商品表面产生“结露”受潮。冷冻库房内的温度一般控制在-20～0℃。

（五）地室（洞穴）库房

在地下或山洞修建的库房，具有温湿度变化小、夏季防高温、冬季防低温（冻结）的功能。这类库房应有良好的密闭隔湿性能，配备有效的空气调节（排风）和去湿器等设施，使库内相对湿度保持在35%～75%。地室（洞穴）与外界连接处，也应建成“缓冲室”，防止夏季商品出库受温差过大而受潮。

（六）专储商品库房

按照部分中药的特殊性能或同类性能以及经济价值等保管要求，分别设置专储库房集中保管，可加强管理，既能符合《药品管理法》、GSP规定的储藏要求，又能开展合适的养护措施，方便作业。

1. 毒麻品库房　系毒性、麻醉品中药的专储库房。是根据《药品管理法》和相关毒性药品、麻醉药品管理方法等法规要求而设置的。库房根据经营规模设置，一般属于小型，有坚固的防护设施，库内凉爽干燥，备有特制的固定容器，以达到安全可靠。

2. 危险品库房　根据《中华人民共和国消防条例实施细则》及《仓库防火安全管理规则》的规定，必须严格对易燃易爆药物实行妥善储藏。库房应单独修建，有明显的标志，与其他库房应保持有20m空间的距离。若储藏性质不同及安全防治方法有异的药物，应有可靠的隔离墙分储，以确保储存安全。

3. 细贵类库房　中药的贵重商品，经济价值大，保管责任重，必须有专库储藏。库房结构应坚固，有可靠的安全防盗装置，养护要求严格，除设有特制的容器外，还宜配置降温去湿等设施。

4. 动物类库房　中药的动物类商品（兽骨、皮、甲、昆虫躯体等），都具有特异气味兼易生虫发霉。专储可防止与其他药物的串味，也有利于集中采取养护措施。这类库房防潮防热，并应有防治仓虫的条件和设施。对储存量小的品种，库房内可修建货架分层堆放或有固定的密闭容器储存。

三、中药仓库的附属建筑

（一）通道

仓库库内通道是保证运输车辆畅通和方便搬运的必要路面。要求平坦光洁，四周通畅，转弯或出入处应设交通指示牌，以确保行驶安全。一般负重水泥地面为5吨/m^2；沥青地面为2.5～3吨/m^2。

（二）料台

料台是仓库收发装卸商品的必要作业场地。一般修筑在库房的前沿，其高度应与运输车辆的车面地板持平（约离地面高0.9m），以利装卸操作。料台应设有棚盖，也可作为待运商品的临时堆放点或发货台。

（三）晒场

根据中药的特点，中药材仓库应修筑必要的商品摊晒场地。场地应选高燥地段，四周不受或少受建筑物遮蔽的影响，地面坚实平坦光洁。也可利用钢筋混凝土建成的库房平顶,经过技术加工作为晒场使用。

（四）加工(整理)场地

商品的加工整理是中药仓库常规作业,应有专供作业的室内场地。要求光线充足,空气流通,装有通风除尘设施,备置必要的操作用品和机械器具。

第三节　中药仓储设施

一、中药仓储设施设备管理

仓库除主体建筑之外,还有进行仓储作业所使用的设备、工具、用品和仓库管理系统,统称为仓库设备。仓库设备是仓库业务不可缺少的物质条件。仓库设备对提高劳动效率、减轻劳动强度、缩短中药进出库时间、改进中药堆码、维护中药质量、充分利用仓容和降低保管费用等,均有重要作用。

（一）GSP 对仓库设备管理的要求

GSP 对仓库设备管理的要求如下:①中药仓库应有中药与地面之间有效隔离的设备,如货垫、托盘等;②避光、通风、防潮、防虫、防鼠等设备;③有效调控温湿度及室内外空气交换的设备;④自动监测、记录库房温湿度的设备;⑤符合储存作业要求的照明设备;⑥用于零货拣选、拼箱发货操作及复核的作业区域和设备;⑦经营特殊管理的药品有符合国家规定的储存设施。

储存、运输冷藏、冷冻药品的,还应当配备以下设施设备:①与其经营规模和品种相适应的冷库;②用于冷库温度自动监测、显示、记录、调控、报警的设备;③冷库制冷设备的备用发电机组或者双回路供电系统;④对有特殊低温要求的药品,应当配备符合其储存要求的设施设备;⑤冷藏车及车载冷藏箱或者保温箱等设备。

此外,药品仓库还应设置包装物料的存放场所;验收、发货、退货的专用场所;不合格药品专用存放场所。经营中药材、中药饮片的,应当有专用的库房和养护工作场所,直接收购地产中药材的应当设置中药样品室(柜)。

（二）仓库设备的种类

仓库设备的种类繁多,按其主要用途和特征可分以下种类:

1. 运输装卸搬运设备　中药运输应当使用封闭式货物运输工具。运输冷藏、冷冻药品的冷藏车及车载冷藏箱、保温箱还应当符合药品运输过程中对温度控制的要求。冷藏车应具有自动调控温度、显示温度、存储和读取温度监测数据的功能;冷藏箱及保温箱具有外部显示和采集箱体内温度数据的功能。

装卸搬运设备是在仓库用于提升、堆码、搬运中药的机械设备。装卸搬运设备包括起重运输设备,一般可分为两类:一类是装卸堆垛设备,包括各种类型起重机、叉车、堆码机、滑车等;另一类是搬运传送设备,包括各种手推车、电瓶或内燃机搬运车、各式平面传送装置和垂直传送装置等。

2. 保管设备　保管设备是用于保管环节的基本物质设施,其完善程度是仓库维护中药质量可靠程度的标志之一。该设备包括托盘、货架、货橱等。货垛需要垫垛,以通风隔潮;货架用于拆件发零业务量大的中药;货橱对贵重中药和有特别养护要求的中药是必需的。

3. 计量设备 计量设备是仓库进行中药验收、发放、库内周转以及盘点等各项业务必须采用的度量衡工具。计量设备有两类:一类是称量设备,各种磅秤、杆秤、台秤、天平秤以及自动称量装置等;第二类是库内量具,包括直尺、折尺、卷尺、卡钳和线卡、游标卡和千分卡等。

4. 储存与养护用设备 ①检测调节温湿度的设备,如空调、除湿机、温湿度检测仪等。②通风照明保暖设备是仓库进行中药养护和库内作业使用的通风、散潮、照明和取暖的设备。通风使用的有送(排)风系统、各式风机、联动窗户开闭装置。窗户应有防护窗纱,排风扇要有防护百叶;符合安全用电要求的照明设备;保暖设备主要有暖气装置等。③避光设备可采用窗帘,或其他适宜材料制成遮阴棚。④具有防鼠、防虫、防鸟设备,如电猫、鼠夹、鼠笼等捕鼠器材。⑤储存特殊管理中药、贵重中药的安全专用保管设备,如铁栅栏、保险柜等。⑥消防安全设备是保障仓库安全必不可少的设备。⑦经营中药饮片的企业仓库还应有饮片储存箱(架)。⑧冷藏、冷冻库用于储存需冷藏中药,如生物制品、脏器制剂。⑨防尘、防潮、防霉、防污染的设备,如纱窗、门帘、灭蝇灯、去湿机等。⑩验收养护室应配有千分之一天平、水分测定仪、紫外荧光灯、解剖镜或显微镜;验收养护室、中药标本室应有必要的防潮、防尘设备并备有空调。

5. 劳动防护用品 劳动防护用品是保障仓库职工在各项作业中身体安全的用品。如工作服、安全帽、绝缘手套、护目镜、防毒面具等。

6. 计算机管理系统 包括仓储管理系统(WMS)和医药 ERP 系统等。仓储管理系统(WMS)是物流中心物流管理信息系统的代名词。WMS 应包括物流中心业务过程的各个领域的信息系统,包括订单处理、入出库作业运输、仓储作业、拣选作业、输配送作业等,是一个由计算机网络、应用软件以其他高科技的物流设备通过计算机网络将供应链上下游连接起来的、纵横交错的、立体的、动态互动的系统。

7. 其他用品及工具 包括钉锤、斧、锯、钳、开箱器、小型打包机、螺丝改锥、电工刀、剪刀、排刷、标号打印机等。

此外,中药仓库还应有完善的仓储软件系统:①质量管理制度:仓库质量管理的制度主要有中药保管、养护和出库复核的管理制度,有关记录和票据的管理制度,特殊中药和贵细中药管理制度,效期中药、不合格中药和退货中药的管理制度,质量事故、质量查询和质量投诉的管理制度等。②质量程序文件:为落实各项质量管理制度,做好仓储保管工作,仓库还应有中药储存养护质量的操作程序、中药入库复核质量控制程序、中药销后退回的处理程序、不合格中药的确认和处理程序、分装中药饮片的程序、中药拆零和拼装发货的程序、中药配送的程序和中药购进、退出的程序等。③管理记录、凭证、台账:仓库常用的质量记录有温湿度记录、养护设备使用记录、中药在库养护检查记录、中药出库复核记录;凭证包括近期中药催调表、不合格中药申报表、中药养护档案表、退货通知单;台账包括不合格中药台账、销货退回中药台账、中药饮片分装混录等。

(三)仓库设备的管理

仓库设备管理包括设备的购置、保管、使用、保养、维修等内容。仓库设备管理的主要任务,就是通过科学管理,保证为仓库提供既适用又优良的技术装备,使仓储业务活动建立在最佳的物质技术基础之上。具体来说,主要包括合理地选择设备,使用、保养和维修好设备,以及做好设备的改造和更新等。

二、中药仓储设施设备的校准与验证

中药经营企业应当按照国家有关规定,对计量器具、温湿度监测设备等定期进行校准或者检定。对冷库、储运温湿度监测系统以及冷藏运输等设施设备进行使用前验证、定期验证及停用时间超过规定时限的验证。企业应当根据验证确定的参数及条件,正确、合理使用相关设施设备。

(一)验证的范围

按照现行 GSP 规定,药品经营企业必须对冷库、冷藏车、冷藏箱、保温箱以及储运温湿度监测系统进行验证。

(二)验证的目的

验证就是确认验证对象(相关设施设备及系统)能符合规定的设计标准和要求,可以安全有效的正常运行和使用,确保药品在储存、运输过程中的质量安全。

(三)验证的类型

1. 使用前验证　相关设施设备及系统在新投入使用前或改造后应当进行使用前验证,对设计或预定的关键参数、条件及性能进行确认,确定实际的关键参数及性能能够符合设计或规定的使用条件。

2. 定期验证　对使用中的设施设备及系统进行定期验证,以确认其符合要求,定期验证间隔时间不超过 1 年。

3. 停用后重启验证　根据制定的相关设施设备及系统的设计参数及通过验证确认的使用条件,分别确定最大的停用时间限度;当超过最大的停用时限重新启用前,应当评估风险并重新进行验证。

(四)验证的方式

1. 企业自己验证　中药经营企业自行独立实施确认和验证工作。要求企业拥有经过相关部门培训考试合格并持证上岗的专业验证人员,具备经法定计量机构校准的温湿度传感器。由企业质量部门组织养护、设备等人员按照验证方案实施。

2. 第三方验证　不具备独立验证能力的中药经营企业可以与第三方机构共同实施确认和验证工作,但企业应当全程参与,确保验证实施的全过程符合药品 GSP 要求。

第四节　中药仓库库区布局

中药仓库的库区布局就是根据已选定库址的自然条件,结合各类中药储存的要求、仓库业务的性质和规模、仓库技术设备性能和使用特点等,对仓库主要建筑物、辅助建筑物及行政生活用房等,进行全面合理的安排和配置。仓库库区布局合理与否,直接影响着仓库的作业效率、仓储工作质量、仓储费用水平。合理设计仓库的库区布局,对保证仓储业务的顺利进行、实行科学管理、提高仓库经济效益等都有着重要意义。仓库库区布局主要包括仓库总平面布局、仓储作业区布置、库区内部布置三项内容。

一、中药仓库总平面布局

（一）中药仓库总平面布局要求

中药仓库总平面布局应根据中药仓库总体设计要求，科学、合理设计各个区域的具体布局。中药仓库总平面布局应考虑以下要求：①方便仓库作业和中药的安全储存；②最大限度地利用仓库的面积；③防止重复搬运、迂回运输，并避免交通阻塞；④有利于充分使用仓库设施和机械设备；⑤符合仓库安全及消防要求；⑥符合仓库近期需要与长远规规划，尽可能减少将来仓库扩建对正常业务的影响。

（二）中药仓库库区布局分区

根据仓库业务活动和工作任务的不同，GSP 要求仓库库区布局分为：储存作业区、辅助作业区和办公生活区。

1. 仓储作业区　仓储作业区是中药仓库的主体部分与主要业务场所，是指仓库用于收发、储存、整理、分类、加工、包装中药的场所，主要包括库房、货场以及整理、分类、包装等场地。仓储作业区的布置应保证中药收发迅速、装卸搬运便捷，储存中药安全，仓容合理利用的要求。各作业场所的布置，必须与仓库业务顺序相一致，使各作业环节密切衔接，以便加速作业流程。

2. 辅助作业区　辅助作业区是仓储作业的辅助场所，主要是为中药储存保管业务服务的。一般包括验收养护室、中药标本室以及存放苫垫用品、包装物料、搬运装卸机具等的场所。它的设置应靠近仓储作业区，以便及时供应。同时还辅助作业区应与仓储作业区相隔一定距离，防止辅助作业区发生事故危及存货区域。

3. 办公生活区　办公生活区是仓库的行政管理机构和生活服务设施的所在地，包括办公室、警卫室、汽车队、食堂、浴室、文体活动室、职工宿舍、休息室等。行政生活区一般应与库区各作业场所隔开，并设置隔离设施和单独的出入口，以减少人员往来对仓储作业的影响和干扰，保证作业安全和中药储存安全，并且便于办理收、发中药手续。警卫室应设在库区出入口，以利于履行检查手续。

按照 GSP 要求，以上辅助作业区和行政生活区对仓储作业均不得造成污染。

二、中药仓储作业区布置

中药仓储作业区的合理布置，应以主要库房为中心，对各个作业区域加以合理布局。对库房布置的要求，是合理安排各个库房的位置，力求最短的作业路线和最少的道路占用面积，减少库内运输的距离，提高库房面积利用率。

（一）考虑因素

1. 中药吞吐量　一般将吞吐量大和出入库频繁的库房，布置在库区中央靠近出入作业区的地方，或者接近库内运输总干线，以方便出入库的装卸、搬运和运输作业；吞吐量不大和出入库不频繁或存放笨重物品的库房，布置在库区的两翼或后部；存放易燃、易爆等危险品的应单独设库，布置在全库区的下风侧；且各库房之间应按规定留出一定的安全距离。

2. 机械设备使用特征　库房应根据储存中药的性能和装卸、搬运要求，适当地配备各种作业机械，如输送叉车、电瓶车、吊车、装卸设备，以及中药分区保管自动化分拣系统等。为了充分发挥不同机械设备的性能和效率，在进行库房布置时，需要考虑所配备的设备特征，以适应每种设备的具体使用要求和最经济的运输半径。

（二）作业流程的合理布局

中药仓库业务流程有两种主要形式：一是整进整出，中药基本上按原包装入库和出库，其业务过程比较简单；二是整进零出或是零进整出，中药整批入库、拆零付货，或零星入库、成批出库，其业务过程比较复杂，除了验收、保管、发送以外，还需要进行拆包、挑选、编配和再包装等业务。为了有效地完成仓库业务，以最少的人力、物力耗费，和最短的时间完成各项作业，必须按照仓库作业环节的内在联系合理地布置作业流程。布置作业流程应考虑以下几点要求：

1. 单一的物流方向　仓库的货物卸车、验收、存放地点之间的安排，必须适应仓储作业流程，按一个方向流动，以保证物品单一的流向。既避免了物品的迂回和倒流，又减少了搬运环节。在设置库房、道路的位置时，也应符合这一要求，否则易引起作业混乱。

2. 最有效地利用空间　库内各项作业场所的合理布局，不仅对地面面积要合理利用，而且对仓库空间也应合理利用，以便最大限度地利用库容。

3. 最少的作业环节　尽可能地减少一些作业环节，既有利于加速作业的进度，又有利于降低成本。例如减少装卸搬运环节，改善装卸作业流程，既要设法提高装卸作业的机械化程度，还必须尽可能地实现作业的连续化，从而提高装卸效率、缩短装卸时间、降低仓储成本。

课堂互动

如何合理安排中药仓储作业流程？

三、中药库区内部布置

库区内部布置的主要目的，是提高库房内作业的灵活性，有效地利用库房内部的空间。库房内部主要由中药储存区、收发货作业区及作业通道所组成。库房内部的合理布局，就是合理安排上述三方面的占地面积。库房的内部空间是一个有限的常数，如果被作业区和作业通道过分地占用，必将造成储存空间的大量损失。库房内部布置应在保证中药储存需要的前提下，充分考虑库房内作业的合理组织，根据中药码垛的方式和方法，决定作业通道的宽度，合理安排作业通道，以协调中药储存和作业的不同需要，保证合理地利用库房空间。

库房内部货区布置的设计应适应仓储作业的要求，便于仓储业务的开展，要以最便捷的搬运方式、最优的货物进出渠道为目标。货区平面布局的形式有横列式、纵列式、纵横式及倾斜式等(图 2-1)。

1. 横列式布局　指货垛或货架的长度方向与仓库的侧墙互相垂直，这种布局方式的主要优点是主要通道长且宽，副通道短，有利于货物的取存、检查；通风和采光条件好；有利于机械化作业，便于主通道业务的正常展开。其主要缺点是主通道占用面积多，仓库面积的利用率会受到影响。

2. 纵列式布局　指货垛或货架的长度方向与仓库侧墙平行。其主要优点是仓库平面利用率高。其缺点是存取货物不方便，通风采光不利。

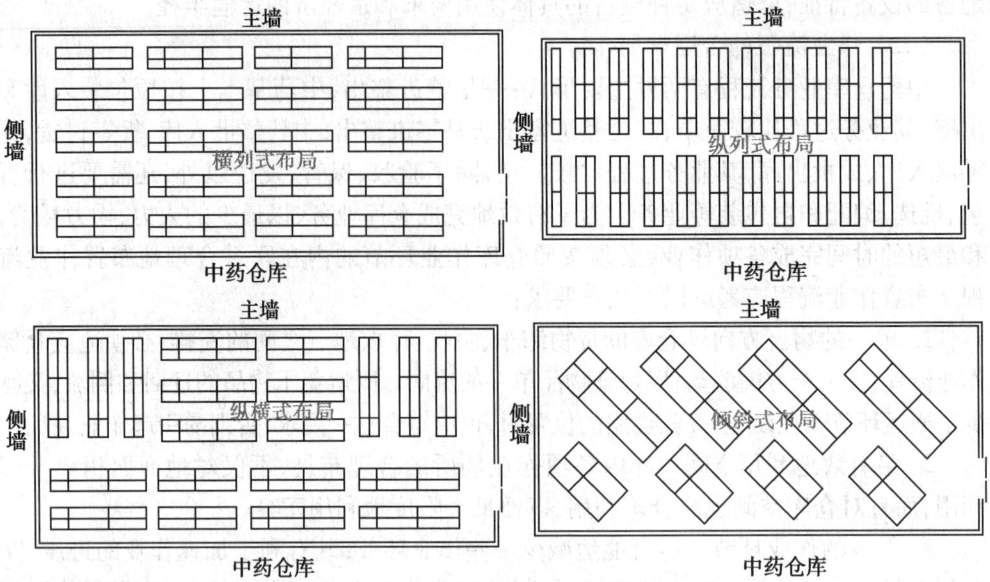

图 2-1 中药仓库货区平面布局的形式

3. 纵横式布局 指在同一保管场所内，横列式布局和纵列式布局兼而有之，可以综合利用两种布局的优点。

4. 倾斜式布局 指货垛或货架与仓库侧墙或主通道成一定夹角。如货垛倾斜式布局是横列式布局的变形，其优点是便于叉车作业、缩小叉车的回转角度、提高作业效率。

第五节 中药仓库温湿度管理

影响中药储存的环境因素很多，其中最主要的是温度和湿度。可以说，中药储存中几乎所有的质量变化都与温湿度有关。因此，必须加强库房温湿度管理，采取各种措施，创造适宜的温湿度条件，从而确保储存中药的质量安全。

知识链接

药品储存温度要求

《中华人民共和国药典》(2015 版一部)凡例第二十九条：阴凉处系指不超过20℃；凉暗处系指避光并不超过20℃；冷处系指 2～10℃；常温系指 10～30℃。

除另有规定外，【贮藏】项未规定贮存温度的一般系指常温。

一、温湿度的变化

(一) 温度与湿度

空气温度是指空气的冷热程度。一般而言，距地面越近，气温越高；距地面越远，气温越低。在仓库日常温度管理中，多用摄氏度(℃)表示，凡0℃以下度数，在度数前加“-”，即表示零下多少摄氏度。

空气湿度是指空气中水汽含量的多少或空气干湿的程度。空气湿度的表示，主要有以下几种方法：

1. 绝对湿度　是指单位体积的空气中实际所含的水蒸气量，一般用密度单位“g/m^3”表示。温度对绝对湿度有着直接影响。一般情况下，温度越高，水气蒸发得越多，绝对湿度就越大；反之，温度越低，绝对湿度就越小。

2. 饱和湿度　是指在一定温度下，单位体积空气中所能容纳的水蒸气量的最大限度。一般用“g/m^3”表示。如果超过这个限度，多余的水蒸气就会凝结，变成水滴。此时的空气湿度便称为饱和湿度。空气的饱和湿度不是固定不变的，它随着温度的变化而变化。温度越高，单位体积空气中能容纳的水蒸气就越多，饱和湿度也就越大。

3. 相对湿度　是指在一定温度下，单位体积空气中实际含有的水蒸气量（绝对湿度）与同温度同体积的空气饱和水蒸气量（饱和湿度）之比。通常用百分比来表示。公式为：相对湿度=绝对湿度/饱和湿度×100%。相对湿度越大，表示空气越潮湿；相对湿度越小，表示空气越干燥。

空气的绝对湿度、饱和湿度、相对湿度与温度之间有着相应的关系。温度如发生了变化，则各种湿度值也随之发生变化。含有一定量水蒸气（绝对湿度）的空气，当温度下降到一定程度时，其所含的水蒸气就会达到饱和状态（饱和湿度）并开始液化成水，这种现象叫作结露。水蒸气开始液化成水时的温度叫作“露点温度”，简称“露点”。如果温度继续下降到露点以下，空气中超饱和的水蒸气，就会在商品或其他物料的表面上凝结成水滴。此外，风也是影响空气温湿度变化的重要因素之一，与空气中的温湿度变化有密切关系。

（二）温湿度的变化规律

1. 大气温度的变化　可分为周期性变化和非周期性变化两类。周期性变化又有日变化和年变化之分。

（1）周期性变化：日变化，即一昼夜内气温的变化规律。主要与太阳辐射及辐射角度有关。一般来说，气温在日出后上升较快，到午后2～3时为最高值；之后，又缓慢下降到黄昏时的温度，夜间则较快下降到翌日凌晨为最低值。昼夜中最高与最低气温的差值，称气温日变幅或气温日变差。是受纬度、季节、地形等因素影响所致。气温日变化因不同地区的气候特点而具有特定的规律。

年变化，即一年中气温的变化规律。一般来说，内陆地区气温最高的月份多为7月，沿海个别地区为8月；全国各地的最高气温都有可能超过35℃，南北温差不大。气温最低的月份大多在1月，0℃等温线以南地区，江河很少结冰；0℃等温线以北地区，1月份平均气温都在-10℃左右。但全国大陆所有地区几乎都有可能出现0℃以下极端气温。

（2）非周期性变化：为不正常的偶然性温度变化，没有固定时间和周期规律，如寒流、暖流、霜冻、风、雪、雾、雨等，往往造成气温的突然变化，给中药储存与养护增加难度及意外损失。

2. 空气湿度的变化

（1）绝对湿度变化规律：绝对湿度的日变化，可分单峰型及双峰型两种。单峰型指绝对湿度在一日中各出现一次最高、最低值。多见于沿海地区及陆地的秋、冬季。双峰型指绝对湿度在一日中各出现两次最高、最低值。第一次最低值在日出前，到上午8～9时出现第一次最高值；午后2～3时，出现第二次最低值，晚上8～9时则出现第二次最高值。这种变化为夏季大陆所多见。

绝对湿度的年变化与气温变化基本一致，一年中绝对湿度最高值出现在最热月（7～8月），最低值出现在最冷月（1～2月）。

（2）相对湿度变化规律：相对湿度日变化，一般是日出前气温最低，相对湿度最大，日出后逐渐变小，到午后2～3时达到最低值。之后随着气温下降而渐增，到翌日日出前又达最高值。沿海一带则逢夏季时，受含较多水气的海风影响，在午后1～3时，相对湿度反而达最高值。

相对湿度年变化较为复杂。一般来说，在冬夏绝对湿度相差大的地区，相对湿度仍以春、夏季最大，冬季较小。尤其在沿海及江河流域，夏季因受季风影响，从海洋夹带大量水气，则相对湿度可达最高值；冬季因受内陆干燥空气季风影响，相对湿度就较低。但通常相对湿度的最高值，出现在梅雨季节。

3. 库内温湿度变化

（1）库内温度变化：无论日变化或年变化，多与库外气温变化相近，一般稍落后于库外，变化幅度也较小。夜间温度高于库外，白天温度低于库外。同时，库内温度变化还与库房座落方向、建筑条件、库房部位及贮品性质等因素有关；即与库房周围空旷与否、同一库房的不同层次、向阳或背向阳、垛顶或垛底、库内四角或较通风部位；库内储存中药种类、性质及堆垛垛型等都有关联。

（2）库内湿度变化：主要取决于库外空气湿度。同时还与库房建筑结构及贮品含水量有关，其变化程度较库外小。同一库房的四角或通风处、背阳面或向阳面、上层与下层亦可出现湿度变化各异的现象。

4. 我国温湿度分布概况　冬季南北温差大，北方严寒，南方温暖；夏季南北温差小，普遍高温。一月为冬季代表月，全国温度均低，在长江以北地区，冬季可利用持续低温冻死仓虫；长江以南则须加强熏蒸消毒，防止仓虫潜伏过冬。七月为夏季代表月，各地普遍高温，南北多地可超过35℃，部分甚至高达40℃以上。从南至北，自春末至秋初，温湿度均利于霉菌及仓虫生长繁殖，应注意防范。

长江流域及以南地区，全年年均相对湿度约在70%以上；沿海、川西、贵东、湖南、湖北及中国台湾等地区，全年年均相对湿度可达80%以上，为年均相对湿度最高地区。冬季相对湿度分布大致与全年分布规律相近。夏季沿海地区相对湿度变化显著，因东南季风影响而使相对湿度普增至80%左右。除西北地区外，全国大部分地区都面临中药防潮的难题。

课堂互动

请描述你感受到的温湿度变化规律。

二、中药仓库温湿度自动监测

药品经营企业应当按照最新版药品 GSP(2013 年 6 月 1 日实施)的要求,在储存药品的仓库中和运输冷藏、冷冻药品的设备中,配备温湿度自动监测系统。如仓库温湿度自动巡测仪等。系统应当对药品储存过程的温湿度状况和冷藏、冷冻药品运输过程中的温度状况,进行实时自动监测和记录,有效防范储存运输过程中可能发生的影响药品质量安全的风险,确保药品质量安全。

温湿度自动监测系统由测点终端、管理主机、不间断电源以及相关软件等组成。各测点终端能够对周边环境温湿度进行数据的实时采集、传送和报警;管理主机能够对各测点终端监测的数据进行收集、处理和记录,并具备发生异常情况时的报警管理功能。系统应当自动生成温湿度监测记录,内容包括温度值、湿度值、日期、时间、测点位置、库区或运输工具类别等(图 2-2)。

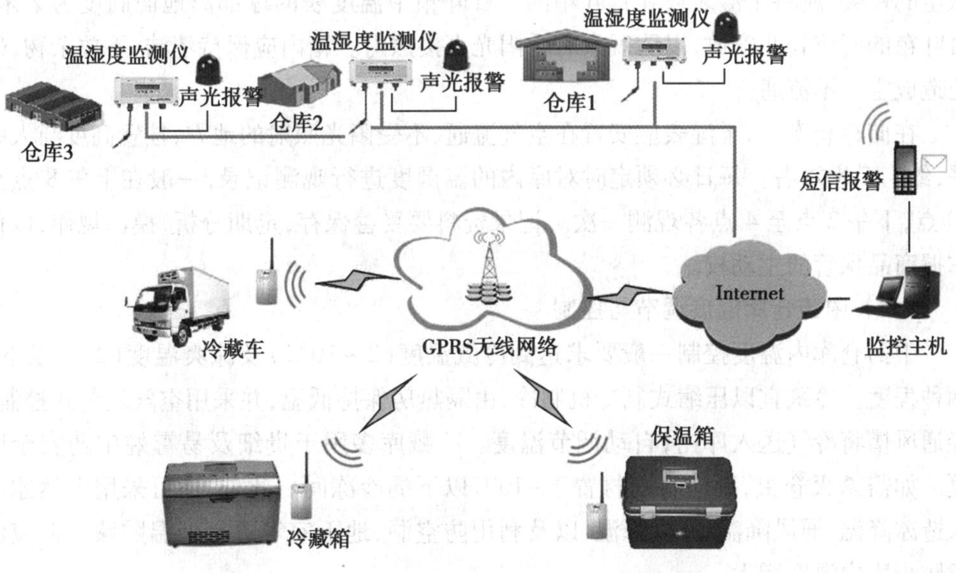

图 2-2　中药仓库温湿度自动监测示意图

系统温湿度测量设备的最大允许误差应当符合以下要求:测量范围在 0～40℃之间,温度的最大允许误差为±0.5℃;测量范围在-25～0℃之间,温度的最大允许误差为±1.0℃;相对湿度的最大允许误差为±5%RH。

系统应当自动对药品储存运输过程中的温湿度环境进行不间断监测和记录。系统应当至少每隔 1 分钟更新一次测点温湿度数据,在药品储存过程中至少每隔 30 分钟自动记录一次实时温湿度数据,在运输过程中至少每隔 5 分钟自动记录一次实时温湿度数据。当监测的温湿度值超出规定范围时,系统应当至少每隔 2 分钟记录一次实时温湿度数据。

当监测的温湿度值达到设定的临界值或者超出规定范围,系统应当能够实现就地和在指定地点进行声光报警,同时采用短信通讯的方式,向至少 3 名指定人员发出报警信息;当发生供电中断的情况时,系统应当采用短信通讯的方式,向至少 3 名指定人员发出报警信息。

系统应当与企业计算机终端进行数据对接，自动在计算机终端中存储数据，可以通过计算机终端进行实时数据查询和历史数据查询。系统应当独立地不间断运行，防止因供电中断、计算机关闭或故障等因素，影响系统正常运行或造成数据丢失。药品经营企业应当对监测数据采用安全、可靠的方式按日备份，备份数据应当存放在安全场所，数据保存时限为至少5年。

另外，温湿度自动监测系统还应当具备相关部门实施在线远程监管的条件，满足第三方监测要求。

三、中药仓库温湿度调节与控制

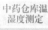

中药仓库温湿度测定

（一）中药仓库温湿度的测定

测定空气温湿度通常使用干湿球温度表。在库外设置干湿表，为避免阳光、雨水、灰尘的侵袭，应将干湿表放在百叶箱内。百叶箱中温度表的球部离地面高度为2米，百叶箱的门应朝北安放，以防观察时受阳光直接照射。箱内应保持清洁，不放杂物，以免造成空气不流通。

在储存仓库内，干湿表应安置在空气流通、不受阳光照射的地方，挂置高度与人眼平，约1.5米左右。每日必须定时对库内的温湿度进行观测记录，一般在上午8点至10点，下午2点至4点各观测一次。记录资料要妥善保存，定期分析，摸出规律，以便掌握商品保管的主动权。

（二）中药仓库温度调节与控制

中药仓库内温度控制一般要求达到冷藏温度（2～10℃）及凉爽温度（20℃以下）两种程度。冷藏宜以压缩式制冷机制冷，由隔热房保持低温，并采用空气调节式控制，经通风槽将冷气送入库内，自动调节温度。冷藏库多用于贵细及易霉蛀中药安全度夏。如需杀灭仓虫，则应将药材置于-10℃以下的冷冻间。此外，还可采用天然冰或人造冰降温、通风降温、凉棚降温，以及利用防空洞、地下室等进行低温贮藏。但应注意防止库内湿度增大。

（三）中药仓库湿度调节与控制

中药保管要求库内相对湿度以45%～75%为宜。相对湿度大于75%时，应进行调节与控制，主要措施：一是减少湿气来源，二排出库内湿气。常采用密封、通风与吸潮相结合等方法，对库内相对湿度进行调节和控制。

1. 密封防潮　密封就是把商品尽可能严密封闭起来，减少外界不良气候条件的影响，以达到安全保管的目的。采用密封方法，要和通风、吸潮结合运用，运用得法，则可以收到防潮、防霉、防热、防溶化、防干裂、防冻、防锈蚀、防虫蛀等多方面的效果。密封保管时应特别注意，在密封前要检查商品质量、温度和含水量是否正常，如发现生霉、生虫、发热、水淞等现象就不能进行密封。发现商品含水量超过安全范围或包装材料过潮，也不宜密封。要根据商品的性能和气候情况来决定密封的时间。怕潮、怕溶化、怕霉的商品，应选择在相对湿度较低的时节进行密封。常用的密封材料有塑料薄膜、防潮纸、油毡、芦席等。这些密封材料必须干燥清洁，无异味。常用的密封方法有整库密封、小室密封、按垛密封以及按货架、按件密封等。

2. 通风排潮　通风是利用库内外空气因温度不同而形成的气压差，使库内外空气形成对流，来达到调节库内温湿度的目的。库内外温度差距越大，空气流动就越快；若库外有风，借风的压力更能加速库内外空气的对流。但借助风力也不能过大（风力超过5级，则灰尘较多）。正确地进行通风，不仅可以调节与改善库内的温湿度，还能及时散发商品及包装物的多余水分。根据通风的目的，可分为通风降温（或增温）和通风散潮两种。

3. 吸湿防潮　在梅雨季节或阴雨天，当库内湿度过高不适宜商品保管，而库外湿度也过大，不宜进行通风散潮时，可以在密封库内用吸潮的方法降低库内湿度。除了常用的木炭、石灰等吸潮剂，随着市场经济的不断发展，现代仓库普遍使用机械吸潮方法，即使用吸湿机把库内的潮湿空气通过抽风机，吸入吸湿机冷却器内，使它凝结成水而排出。

第六节　中药仓库安全管理

一、中药仓库安全管理的范围

安全管理是中药仓库的管理重点。中药仓库的安全管理一般包括仓库设施设备安全管理、仓储中药质量安全管理和仓库工作人员的人身安全管理。

（一）仓库设施设备安全

中药仓库在作新建、扩建或改建的设计时，要充分考虑到库房管理的安全因素，合理选址和布局，充分考虑防震、防灾需求，降低库房因自然灾害带来的风险，延长其使用寿命。仓库建设过程中必须加强施工现场管理。所使用的建筑材料必须符合设计要求，施工步骤不能随意更改、减少。库房荷载指标、墙体厚度、给排水管道、电路敷设、消防等工程指标均不能低于设计值。

中药仓库的设备很多，应定期进行检修维护，保证设备能正常运行。设备使用时，要严格按照说明书或标准操作规程操作，避免发生短路、碰撞或其他安全事故。

（二）仓储中药的质量安全

仓储中药必须放置在适宜的温湿度条件下定期养护，防止其质量变异。此外，还要做好防火、防盗、防破坏等方面的管理。仓库应做到门窗严密、牢固。库区要设立“仓库重地，未经允许，严禁入内”“仓库重地，严禁烟火”等警示性标识。库房进出口安装门禁系统或采取安全员值班制度，避免非仓库工作人员随意入内，从而降低药品被污染或被盗、被调换的风险。库内可以结合经营企业实际情况安装防盗报警装置或全天候视频监控系统，例如在毒性药材库加装在线监测系统。

（三）人员安全

仓库工作人员在进行中药仓储作业时，要严格按照规程操作，避免意外事故发生造成人身伤害。经营企业还应重视对仓储工作人员的劳动保护：按岗位需求配备工装、手套、口罩、护目镜等劳保装备;从事冷藏冷冻作业的人员应配备防寒服;从事中药熏蒸杀虫岗位应配备防毒面具。最大限度地保证仓库工作人员的身体健康和人身安全。

二、中药仓库消防安全管理

从影响仓库的不安全因素来讲,包括火灾、水灾、防虫、防鼠、污染、爆炸、盗窃和破坏等。其中以火灾造成的危害程度最大,损失也最严重。因此防火灭火是中药仓库安全管理的重点。

(一)消防组织管理

中药仓库应当确定专人为防火负责人,全面负责仓库的消防安全管理工作。并组建成立消防安全小组,定期组织学习贯彻消防法规,组织制定电源、火源、易燃易爆物品的安全管理和值班巡逻等制度,落实逐级防火责任制和岗位防火责任制;组织对职工进行消防宣传、业务培训和考核,提高职工的安全素质;组织开展防火检查,消除火险隐患;领导专职、义务消防队组织和专职、兼职消防人员,制定灭火应急方案,组织扑救火灾演练。

(二)作业过程管理

中药仓库在实施仓储作业时,严格区分易燃易爆类中药,并分库存放。存放物品应当分类、分堆、分组和分垛,并留出必要的通风、防火间距。

中药仓库装卸、转运作业时,应采取措施防止机动设备造成火灾隐患,现场应有专人管理。装卸作业结束后,应当对库区、库房进行检查,确认安全后,方可离人。

(三)火源及电器设备管理

中药仓库要严格按照消防管理制度强化电器设备及火源管理。设置醒目的防火标志,妥善管理好火种火源。库房内外严禁使用明火,如确需使用明火的,必须上报单位防火负责人批准,并采取严格的防火安全措施。

电器使用不当是造成火灾隐患的重要源头,仓库的电气装置必须符合国家现行的有关电气设计和施工安装验收标准规范的规定。库房内不准设置移动式照明灯具。敷设的配电线路,需穿金属管或用阻燃硬塑料管保护。库内严禁使用白炽灯等高温照明灯具。选择使用日光灯等低温照明灯具或其他防燃型照明灯具时,应当对镇流器采取隔热、散热等防火保护措施,确保安全,易燃易爆仓库宜使用防燃防爆灯具。仓库的电器设备,必须由持合格证的电工进行安装、检查和维修保养。电工应当严格遵守各项电器操作规程。

(四)消防设施器材管理

中药仓库内应当按照国家有关消防技术规范,设置、配备消火栓等消防设施和器材,设置的地点应明显和便于取用,周围不准堆放物品和杂物。仓库的消防设施、器材,应当由专人管理,负责检查、维修、保养、更换和添置,对消防水池、消火栓、灭火器等消防设施、器材,应当经常进行检查,保证完好有效。库区的消防车道和仓库的安全出口、疏散楼梯等消防通道,严禁堆放物品。

知识拓展

常用消防设备

1. 消防栓　消防栓是装于建筑物内消防供水管道上的阀门装置，与消防水枪、水带配套放置在消防栓箱内。水的灭火作用是冷却和窒息，但不适于油类及电气着火。

2. 灭火器　①二氧化碳灭火器适用于贵重中药、易燃中药、精密仪器、油类、电器设备等的火灾，但不能用于扑救金属钾、钠、镁、铬等物质的火灾。②泡沫灭火器适用于扑救油类、易燃液体的火灾。③四氯化碳灭火器适用于扑灭电器设备和贵重仪器设备的火灾，不能扑救金属钾、钠、镁、铝、乙炔、乙烷、二硫化碳等的火灾。④干粉灭火器适用于扑救石油产品、有机溶剂和电器设备等的火灾。⑤1211灭火器适用于扑救各种油类、可燃气体和电器设备等初起的火灾。

3. 灭火沙箱　沙子一般采用细河沙，并配备必要的铁铲、水桶等消防工具置于沙箱旁。沙子适用于盖熄小量易燃液体及不能用水或液体灭火器来救火的物质。

第七节　中药仓库信息管理

按药品GSP要求，药品经营企业应当建立能够符合经营全过程管理及质量控制要求的计算机系统，实现药品可追溯。

一、中药仓库信息化的作用

1. 提高工作效率　主要体现在提高中药仓库内部工作效率和提高部门间的工作效率。提高中药仓库内部的工作效率，主要是运用计算机强大的运算能力和网络技术的信息共享能力，提高业务处理速度，提高内部信息共享和业务沟通、流转效率。提高部门间的工作效率主要是通过业务流程的规范，提高部门间的信息共享和事务处理能力。增强企业对市场需求的反应能力，快速响应市场，从而提高整体竞争实力。

2. 加强管理控制能力　加强对中药仓库的监控能力，规范中药收货、入库、验收、保管、养护、发货等业务流程，监控关键业务点。加强对企业的监控能力，主要是通过信息系统规范业务处理流程，对供需双方的交易过程和业务处理流程中容易出现漏洞的环节重点监控。

3. 降低运营成本　提高工作效率和资源利用率，降低企业单位的运营成本；加强管理控制，降低损失浪费，节约成本。

4. 实现协同管理　包括中药经营企业内部的协同管理和企业与外部的协同管理。企业内部的协同主要包括中药仓库与企业内部部门间、人员间的信息共享、业务协同和资源共享。企业外部的协同包括与供应商、客户的协同。

5. 决策支持　中药仓库信息化管理数据能够及时、客观地反馈给企业管理层，为企业决策者提供辅助决策需要的经营分析数据和提高决策执行力。

二、企业计算机系统基本要求

计算机系统的基本要求一般包括两个方面：一是硬件方面的要求；二是系统运行过程中的管理要求。

1. 硬件要求　①有支持系统正常运行的服务器和终端机；②有安全、稳定的网络环境，有固定接入互联网的方式和安全可靠的信息平台；③有实现部门之间、岗位之间信息传输和数据共享的局域网；④有药品经营业务票据生成、打印和管理功能；⑤有符合本规范要求及企业管理实际需要的应用软件和相关数据库。

2. 管理要求　①各类数据的录入、修改、保存等操作应当符合授权范围、操作规程和管理制度的要求，保证数据原始、真实、准确、安全和可追溯；②计算机系统运行中涉及企业经营和管理的数据应当采用安全、可靠的方式储存并按日备份，备份数据应当存放在安全场所，记录类数据的保存时限至少5年。特殊管理的药品的记录及凭证按相关规定保存。

三、中药仓库信息系统建设

（一）医药 ERP 系统

ERP（enterprise resource planning）即企业资源计划系统。是指建立在信息技术基础上，以系统化的管理思想，为企业决策层及员工提供决策运行手段的管理平台。

目前，国内常见的医药 ERP 系统很多，中药经营企业要根据自身实际情况做好信息系统规划、医药 ERP 系统的选型评估和建设工作。

中药经营企业建立起 ERP 系统后，就能够实时控制并记录药品经营各环节和质量管理全过程。在中药经营方面，改变传统的作业流程方式，通过在系统中设置各经营流程的质量控制功能，与采购、销售以及收货、验收、储存、养护、出库复核、运输等系统功能形成内嵌式结构，对各项经营活动进行判断，对不符合药品监督管理法律法规以及《规范》的行为进行识别及控制，确保各项质量控制功能的实时和有效。既保证了经营过程中的中药质量，又基本实现了无纸化操作，大大降低了企业的运营成本。目前，医药 ERP 系统在医药流通领域已经强制推行。

（二）仓储管理系统（WMS）

随着医药流通领域的快速发展，一体化、集成化的大型医药物流中心成为医药流通领域的发展趋势。并逐步呈现与国际化接轨的势头。中药自动化立体仓库、自动分拣和传输系统、电子标签辅助拣货系统等先进设施应运而生。传统的以人工管理为主的仓储管理模式已不再适应新的历史变革。

仓储管理系统 WMS（Warehouse Management System）的建设立足于仓储管理需要，服务于业务，与财务、采购、销售、运输等业务直接相关。在设计与开发时要充分考虑到与业务管理相结合，实现物流、商流管理一体化、管理与作业的协同化（图2-3）。

仓储管理系统（WMS）基本内容主要包括：

1. 基本信息管理　仓储规划（仓库、货区、货架）、货架标签、区域人员、商品存放规则、货架存放商品数量、容器、工具设备、复核台资料、堆垛机资料、输送线出口、资料初装、运输工具管理、线路、区域、司机、客户等。

2. 作业管理　包括上架、分拣、下架、装箱、复核、作业监控等。

3. 配送管理　包括路线管理、装车单调度、装车单补充、装车确认、收货确认等。

4. 查询　包括收货查询、上架查询、指令查询、储备库查询、货架商品查询、下架查询、作业监控查询、分拣查询、差异数量查询、价位存储情况查询、自定义查询等。

WMS 系统需要把企业的商务管理、作业管理、操作控制系统集成，实现企业的采购、销售、财务、人力资源、协同办公（OA）、仓储票据管理（商务部分）、GSP 管理等系统的结合，对流通企业进行全面的信息化管理。

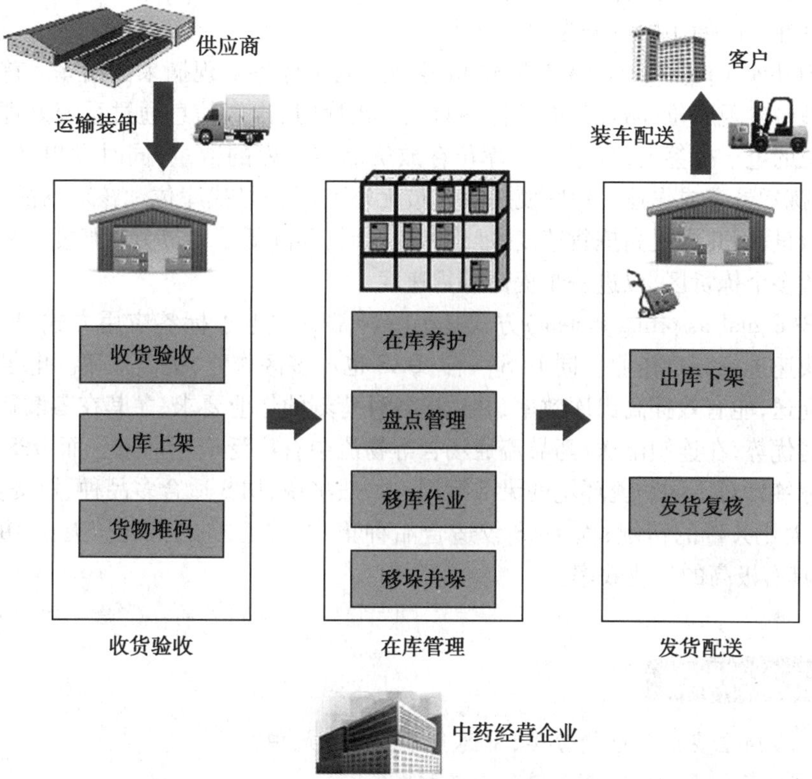

图2-3　仓储管理系统（WMS）的主要作业流程图

仓储管理系统（WMS）的主要作业流程：

1. 入库上架流程　入库上架涵盖商务处理与物流作业过程，整个流程从订货开票开始，后续有按照实际收货数量进行入库确认，商品绑定价位、增加架位库存、登记总账。

2. 出库下架流程　销售出库下架作业流程是现代仓储管理最为重要的也是最为复杂的作业流程，整个流程涵盖交易洽谈、商务结算、物流调度、商品出库、账务处理等环节。

3. 移库流程　货物移库包含一切商品在库内及库间的移动，所有货物的移库都需经过下架、在途、确认上架三个基本过程。

4. 越库发货　指货物在月台完成交易，不进入物流中心，或者由上游供应商直接发货到客户的交易方式，物流中心或者库房不产生入库作业。

5. 盘点管理　盘点是周期性对仓库内商品进行账实清点，找出差异、调整账目以达到账货相符的管理目标。

（三）仓库电子标签辅助拣选系统（CAPS）

随着现代物流业的发展，电子标签辅助拣选系统 CAPS 正发挥越来越大的作用。与传统出库方式相比，利用电子标签拣货可以实现无纸化作业，大大提高作业效率和准确率，使用户的出库时间大大减少。在日本和韩国，电子标签已成为大部分物流配送中心的标准配置。

电子标签辅助拣选系统 CAPS(computer assisted picking system)的工作原理是通过电子标签进行出库品种和数量的指示，从而代替传统的纸张拣货单，提高拣货效率。电子标签在实际使用中可分为两种方式。

DPS(digital picking system)方式，就是利用电子标签实现摘果法出库。首先要在仓库管理中实现库位、品种与电子标签对应。出库时，出库信息通过系统处理并传到相应库位的电子标签上，显示出该库位存放货品需出库的数量，同时发出光、声音信号，指示拣货员完成作业。DPS 使拣货人员无需费时去寻找库位和核对商品，只需核对拣货数量，因此在提高拣货速度、准确率的同时，还降低了人员劳动强度。采用 DPS 时可设置多个拣货区，以进一步提高拣货速度。

DAS(digital assorting system)方式是另一种常见的电子标签应用方式，根据这些信息可快速进行分拣作业。同 DPS 一样，DAS 也可多区作业，提高效率。电子标签用于物流配送，能有效提高出库效率，并适应各种苛刻的作业要求，尤其在零散货品配送中有绝对优势，在连锁配送、药品流通场合等物流中有广泛应用前景。而 DPS 和 DAS 是电子标签针对不同物流环境的灵活运用。一般来说，DPS 适合多品种、短交货期、高准确率、大业务量的情况；而 DAS 较适合品种集中、多客户的情况。无论 DPS 还是 DAS，都具有极高的作业效率。

(郭万周　贾晗　秦亚东)

扫一扫
测一测

复习思考题

1. 按照主要业务职能分类，中药仓库可分为几种？
2. 如何合理安排中药仓储作业流程？
3. GSP 对库房储存的要求有哪些？

第三章

中药入库验收

课件

03章PPT

扫一扫
知重点

学习要点

1. 中药收货作业及注意事项。
2. 入库验收的依据、常规验收内容及验收记录要求。
3. 中药材、中药饮片、中成药的入库质量验收重点。

中药入库验收是指依据国家相关的药品标准，合同条款及随货同行单（票）对到货中药（中药材、中药饮片、中成药）的包装、品种的真伪、质量的优劣进行逐批全面检验验收，对符合要求的予以接受入库，对不符合药品标准的予以拒收并建立相应的记录，验收完后合格的填写入库通知单，通知仓库管理人员按规定移入相应合格品库。这个过程，称为中药入库验收。验收的目的是保证入库中药的数量准确、质量良好，防止不合格中药入库。由于中药种类繁多、剂型多样、产地各异、性质复杂，并且易受外界条件影响，因此加强中药的入库验收是保证中药质量、做好中药养护工作的一个重要环节。

案例分析

闹羊花当葛花售卖

某医院从医药公司购进葛花（实为闹羊花），由于没有进行入库检查便顺利进入医院药库。医院中药调剂室从药库领取葛花，只看包装上的标签标名“葛花”字样，同样未进行质量检查，遂将闹羊花当葛花装入斗内。配方时，调剂人员将闹羊花100克当葛花售给患者。患者将100克闹羊花分成5份，将其中一份（20克）加入汤药一起水煎，服后大约10分钟，患者开始觉得头部麻木，视力模糊，突然恶心呕吐、腹泻，后来反复吐泻、面色苍白、四肢凉，心音弱，不省人事。诊断为药物中毒休克，经24小时抢救才脱险。

闹羊花为毒性中药，含毒性成分木毒素（andromedotoxin）和石楠素（ericolin），中毒后一般有恶心、呕吐、腹泻、心跳缓慢、血压下降，严重者还有呼吸困难、心律不齐、血压升高、手足麻木、运动失调和昏睡，因呼吸抑制而死亡。闹羊花的管理与使用必须按照毒性中药管理规定执行，实行专库或专柜存放，双人双锁管理，双人验收，双人发货、复核，专用称量工具，专账记录。

第一节　中药入库验收常规要求

中药的入库验收是中药流通的首要环节，验收工作流程包括收货、验收、入库。商品入库必须坚持“质量第一”的原则，先验收，后入库。

一、收货

收货是仓库业务的开始，要求做到及时、准确、有序。收货人员应当根据中药入库凭证，按照规定的程序和要求对到货中药逐批逐件进行收货，防止不合格中药入库。

（一）收货作业

1. 安排卸货场地　指导运输人员按指定场地卸货，并注意商品包装情况，如发现破损、污染、水湿等现象应及时检出处理。

2. 点准收货件数

（1）逐件点收：对卸落散乱的货包，应理清货包件数后，逐件清点累计总数。

（2）堆码点收：对品种单一、包装一致的可集中统一堆码，方便计数。

3. 办理交接手续　收货作业完成后，要及时办理交接手续。

（1）收货人员在送货单上签收若发现货包数量不符，以及有破损、污染、水湿等现象时，应在送货单上注明情况做好记录，以便查询，并及时处理。

（2）通知检验员验收收货完毕，及时向检验员交代现场收货情况。对贵细中药、毒性中药、易燃易爆品等应向仓库保卫部门联系，派员到现场监察、督促及时入库，以策安全。

（3）夜运或节假日收货应会同有关班组联系交接，防止延误或差错。

（4）若为退货药品：保管人员根据销售部门所开具的“药品退货通知单”进行核对后收货，并在退货单位的退货单上签章。

4. 货位安排　每批入库商品都应及时安排储存货位。仓库货位调度员根据入库通知单的品种、数量，结合商品的性能特点与养护要求，及时安排合适的货位。货位选妥后通知保管员、检验员、搬运员分别做好准备和开展作业。

（二）收货注意事项

1. 企业应制定收货管理制度或操作规程。收货管理制度或操作规程应符合 GSP 规范（2016 年）及其相关附录、现行药品法规文件等的规定，能够有效防止不合格中药入库。

2. 依据国家相关的药品标准，对所购的中药材、中药饮片及中成药进行全面检查验收，对符合要求的予以接受入库，保证入库中药质量合格，数量准确，保证无损无污染，防止伪劣、不合格中药及不符合包装规定要求的中药入库。

3. 应按照规定的程序和标准对采购来货、销售退回药品进行收货，核实采购、退回渠道合法性，并建立收货记录。应按到货中药的批次或批号逐一进行收货，每个批次或批号均应有完整的收货记录。

4. 中药到货时，收货人员还应当核实运输方式是否符合要求，并对照随货同行单（票）和采购记录核对药品，做到票、货相符。随货同行单（票）记载的供货单位、生产企业、中药名称、剂型、规格、批号、数量、收货单位、收货地址、发货日期等内容，与采购记录以本企业(单位)实际情况不符的,应当拒收,并通知采购部门处理。对于随货同行单(票)内容中,除数量以外的其他内容与采购记录、中药实物不符的,经供货单位确认并提供正确的随货同行单(票)后,方可收货。对于随货同行单(票)与采购记录、中药实物数量不符的,经供货单位确认后,应当由采购部门确定并调整采购数量后,方可收货。供货单位对随货同行单(票)与采购记录、药品实物不相符的内容,不予确认的,应当拒收,存在异常情况的,报质量管理部门处理。

5. 公立医疗机构药品采购中推行"两票制",公立医疗机构在药品验收入库时,不仅要向配送药品的流通企业索要、验证发票,还应当要求流通企业出具加盖印章的由生产企业提供的进货发票复印件,两张发票的药品流通企业名称、药品批号等相关内容互相印证,且作为公立医疗机构支付药品货款凭证,纳入财务档案管理。每个药品品种的进货发票复印件至少提供一次。

6. 收货人员应当拆除药品的运输防护包装,检查药品外包装是否完好,对出现破损、污染、标识不清等情况的药品,应当拒收。中药饮片的包装或容器与药品性质相适应及符合保证药品质量要求,标签需注明品名、包装规格、产地、生产企业、产品批号、生产日期,整件包装上有品名、产地、生产日期、生产企业等,并附有质量合格的标志。实施批准文号管理的中药饮片,还需注明批准文号。中药材应有包装,并标明品名、规格、产地、供货单位、收购日期、发货日期等,实施批准文号管理的中药材,还需注明批准文号。

7. 收货人员应当将核对无误符合收货要求的中药按品种特性要求放置于相应的待验区域内,或者设置状态标志,并及时填写《入库验收通知单》,通知验收人员进行验收,同时在随货同行单(票)上签字后,移交给验收人员。

8. 符合收货要求的中药,应按中药温度特性、储存分区管理、特殊管理中药等要求放置于相应待验区域,或设置黄色待验状态标志。冷藏药品、特殊管理药品等有特殊储存要求的中药应在相应的专用库房设置验收区。待验区的温度控制应符合待验药品的储存温度要求。待验期间中药质量管理应由收货人员负责。

二、验收

(一)验收依据

中药验收应根据中药的法定标准和合同规定的质量条款,《中国药典》未收载的品种可按局颁标准或部颁标准及各省、自治医、直辖市所制定的中药炮制或中药饮片标准执行。

知识链接

《中国药典》

《中国药典》是药品研制、生产、经营、使用和监督管理等均应遵循的法定依据,包括凡例、正文及附录。现行《中国药典》为2015年版,分四部。共收载品种总计5608种。药典一部收载药材和饮片、植物油脂和提取物、成方制剂和单味制剂等,品种共计2598种。其中,收载中药材及中药饮片品种618种,油脂和提取物47种,中成药1933种。

（二）验收内容

1. 进货渠道合法性审查　所购中药应符合《药品经营质量管理规范》要求，有齐全的证明文件。应查验相关的证明文件，如检验报告书、注册证、批签发证明、进口准许证、进口批件等。

2. 数量验收　检查购货与原始凭证的货源单位，货物品名，数量及重量是否相符。

3. 包装验收　中药材必须有包装，中药饮片包装应与药品性质相适应。中成药、饮片整件包装中应有产品合格证。中成药标签和说明书的内容、格式、标识、警示语、印刷等应该符合《药品说明书和标签管理规定》的规定。注意检查破损、污染、渗液、封条损坏、外观信息和式样、外包装、中包装、销售包装等，必要时与药品质量档案进行比对确认。破损、污染、渗液、封条损坏等包装异常以及零货、拼箱的，应逐箱开箱检查至最小包装。封口不牢、标签污损、有明显重量差异或外观异常等情况的，应当加倍抽样检查。

4. 商品质量检验

（1）干湿度检查：一般中药材安全含水量应在10%～15%间，中药饮片安全含水量菌藻类应在5%～10%之间，其余应在7%～13%之间。

（2）杂质检查：中药材的杂质应控制在2%～3%之间，中药饮片的药屑、杂质，如根、根茎、藤木类、花、叶及动物、矿物类、菌类的药屑、杂质不超过2%，果实、种子类、树脂类、全草类的药屑、杂质不超过3%。

（3）变质情况检查：注意检查有无虫蛀、霉变、泛油、变色、气味散失、风化、潮解、升华、融化等变质现象。

（4）其余验收内容及方法见第二节各类中药入库验收。

知识链接

中药材取样

1. 抽取样品前，应注意品名、产地、规格等级及包件式样是否一致。检查包装的完整性，清洁程度以及有无水迹、霉变或其他物质污染等情况，并详细记录。凡有异常情况的包件应单独检验。

2. 从同批药材包件中抽取供检药品　①药材总包件数1～4件的，逐件取样；5～99件，随机抽5件取样；100～1000件，按5%比例取样；超过1000件的，超过部分按1%比例取样；贵重药材，不论包件多少均逐件取样。②对破碎的，粉末状的或体积大小在1cm以下的药材，可用采样器（探子）抽取样品。每一包件至少在2～3个不同部位各取样1份。包件大的应从10cm以下的深处在不同部位分别抽取。

3. 每一包件的取样量　一般药材抽取100～150g，粉末状的药材抽取25～50g，贵重药材抽取5～10g。最终抽取的供检验用样品量一般不得少于检验所需用量的3倍，即1/3供实验室分析用，另1/3供复核用，其1/3留样保存。

（三）验收记录

中药验收应当做好验收记录。经验收人员验收确认，录入验收数据，计算机系统自动生成药品验收记录，包括采购来货、销后退回药品验收记录。验收人员应当在验收记录上签署姓名和验收日期。中药材验收记录应当包括品名、产地、供货单位、到货数量、验收合格数量等内容。中药饮片验收记录应包括品名、规格、批号、产地、生产日期、生产厂商、供货单位、到货数量、验收合格数量等内容，实施批准文号管理的中药饮片还应当记录批准文号。中成药验收记录应包括通用名称、剂型、规格、批准文号、批号、生产日期、有效期、生产厂商、供货单位、到货数量、到货日期、验收合格数量、验收结果等内容。验收结论为不合格的，应在验收记录中注明不合格事项及处置措施。验收记录应保存至药品有效期后1年，不得少于5年。

（四）其他注意事项

1. 购进单位应制定中药验收管理制度或操作规程，并符合GSP规范(2016年)及其相关附录、现行药品法规文件的要求，能有效防止不合格中药入库。

2. 待验中药应在规定时限内验收结束，一般中药应在到货后1个工作日内验收完毕，特殊管理中药应货到即验。验收人员应按照验收管理制度或操作规程进行采购来货、销后退回中药的验收。

3. 毒性中药验收应按照相关规定在专库或者专区内验收，验收时必须两人以上在场，逐件逐包进行验收，如发现原箱短少，验收员应写出报告，查明原因。

4. 应按待验中药的批次或批号逐一进行抽样、验收，每个批次或批号均应有完整的验收记录。验收人员应当对抽样药品的外观、包装、标签、说明书以及相关的证明文件等逐一进行检查、核对。同一批号的中药应至少检查一个最小包装，但生产企业有特殊质量控制要求或者打开最小包装可能影响药品质量的，可不打开最小包装。

5. 查验结束应将抽取的完好样品放回原包装箱，并加封签、标示。在一批入库中药完成全部检验作业后，应及时填制入库验收单，由责任检验员签名。

6. 验收不合格应当注明不合格事项及处理措施。

课堂互动

填写一份中药入库验收表格。

三、中药入库

验收合格的中药，应由验收人员与仓储部门及时办理合格品入库手续，并由仓储部门建立库存记录。计算机系统按照药品的管理类别及储存特性，自动分配储存库区。未实行计算机管理的单位验收完毕后，验收记录单交保管人员。保管人员根据验收记录单将中药放置于相应的合格中药库（区），并注明中药存入的库房、货位，以便记账。与此同时，将中药入库凭证的其余各联，送交业务部门，作为正式收货凭证，以便于业务部门安排下一步的中药销售工作，将中药及时投放市场，加速中药流转。验收不合格的药品，不得入库。

保管人员如发现中药有货与单不符，包装不牢或破损、标识模糊等质量异常情况时，有权拒收并报告质量管理人员处理。

第二节 各类中药入库验收

一、中药材入库质量验收

中药材的入库验收除完成中药常规验收外，还应完成以下验收：

1. 等级规格验收 按照中国药典2015年版(一部)各品种相关内容和《七十六种中药材规格标准》，检查来货等级规格是否与所签合同要求一致。

2. 性状鉴定 根据中国药典2015年版(一部)各品种性状内容，观察药材的形状、大小、色泽、表面特征、质地、断面特征、气味等。发现性状异样，及时抽样送质检部门进行显微镜检查和理化鉴别。

3. 纯度检查 按中国药典2015年版(一部)各药材项下规定的方法或指定的有关附录方法进行。中药材含水量、灰分及杂质等不符合药典规定的，需加工处理合格后方可入库。

4. 内在质量检验 按中国药典2015年版(一部)各药材项下规定的方法或指定的有关附录方法，对要求做浸出物和含量测定的药材，根据药典进行相关指标测定，符合规定要求的方能入库。

二、中药饮片入库质量验收

中药饮片入库前，验收人员应当对品名、产地、生产企业、产品批号、生产日期、合格标识、质量检验报告书、数量、验收结果及验收日期逐一登记并签字。购进国家实行批准文号管理的中药饮片，还应当检查核对批准文号。发现假冒、劣质中药饮片，应当及时封存并报告当地药品监督管理部门。除验收数量、检查包装外，应依据中国药典2015年版(一部)、《全国中药炮制规范》等标准，鉴别中药饮片真伪，同时还应对其净度、片型、色泽、气味、水分等进行严格检查，重点检查饮片有否存在该制不制，以生代炙等情况。

(一) 切制饮片验收

切制饮片的含水量不应超过10%～12%。极薄片(镑片)为0.5mm以下，薄片为1～2mm，厚片为2～4mm。切段饮片的短段为5～10mm，长段为10～15mm。块应8～12mm的方块。切丝包括细丝2～3mm，粗丝为5～10mm。以上均要求片形均匀，无整体片、连刀片、斧头片。不规则片不得超过15%，灰屑不超过3%。

(二) 炮制饮片的验收

中药饮片炮制品的验收：中药饮片炮制品应色泽均匀，虽经切制或炮制，但实具有原有的气和味，不应带异味或气味消失。

1. 炒黄 药物表面微黄或鼓起或爆裂，色泽均匀，有药材固有的气味，生片、糊片不得超过2%，药屑、杂质不超过1%。

2. 炒焦 药物表面焦褐色，色泽均匀，生片、碳化片不得超过3%，药屑、杂质不得超过1%。

3. 炒碳 药物表面黑色，内呈焦褐色或焦黄色，存性并基本保持原片型，生片和完全碳化片不得超过5%，药屑、杂质不得超过3%。

4. 土炒 药物表面呈深黄色,并挂有土色,色泽均匀,生片、糊片不得超过 2%,药屑、杂质不得超过 3%。

5. 麸炒 药物表面呈微黄色或黄色,色泽均匀,有药材固有气味,生片、糊片不得超过 2%,药屑、杂质不得超过 2%。

6. 蜜炙 色泽均匀,有光泽,不粘手,有辅料香气。生片、糊片不得超过 2%,杂质不得超过 0。5%,水分不得超过 15%。

7. 酒炙、醋炙 药物表面呈黄色或微带焦斑,色泽均匀,有辅料香气,生片、糊片不得超过 2%,药屑、杂质不得超过 1%,水分不得超过 13%。

8. 盐炙 药物表面呈黄色或焦黄色,色泽均匀,有辅料香气,生片、糊片不得超过 2%,药屑、杂质不得超过 1%,水分不得超过 13%。

9. 油炙 药物表面呈黄色或焦黄色,色泽均匀,油润酥松,生片、糊片不得超过 2%,药屑,杂质不得超过 0.5%。

10. 姜汁炙 药物表面呈黄色,色泽均匀,有辅料香气,生片、糊片不得超过 2%,药屑、杂质不得超过 1%,水分不得超过 13%。

11. 烫制 常用辅料有砂子,蛤粉,滑石粉,烫后药物表面呈黄色或黄褐色,色泽均匀,鼓起泡酥或爆烈起花。经醋淬的应有醋香气,干燥不得有辅料。僵化、生片、糊片不得超过 2%,药屑、杂质不得超过 3%,醋淬品水分不得超过 10%。

12. 蒸制 蒸制有清蒸、酒蒸、醋蒸。蒸制后药物表现略鼓起,内无生心,色泽黑润,有辅料特有气味,未蒸透的不得超过 3%,水分小于 13%。

13. 煮制 清水煮,矾水煮,煮后药物内外色泽一致,无白心,有毒药材必须煮至口尝无麻辣感,中国药典规定有含量测定的品种应按中国药典规定执行,未煮透的不得超过 2%,杂质不得超过 2%,水分不得超过 13%。

14. 煅制 药物表面无光泽,内外色泽一致,酥脆易碎或内呈蜂窝状,不得碳化,未煅透及灰化者不得超过 3%,杂质不得超过 2%。

15. 发芽类 谷芽类长少于 5mm,豆芽类长 5~10mm,发芽率不得低于 85%,芽超长者不多于 20%,水分不得超过 13%,杂质不得超过 1%。

16. 发酵类 发酵后,药物表面有黄白色毛霉衣、无霉气、不腐烂,有药材固有的气味。不得检出黄曲霉,活螨等致病菌,药屑,杂质不得超过 1%,水分小于 13%。

对中药材、中药饮片在验收中发现虫蛀、发霉、泛油、变色、气味散失、潮解溶化、腐烂等现象为质量检验不合格。

三、中成药入库质量验收

中成药除进行包装、标签、说明书的检查,批准文号、生产批号的检查外,还需进行外观检查、内在质量检查。各种剂型中成药质量验收内容如下:

1. 丸剂

(1) 外观要求:应圆整均匀、色泽一致。蜜丸应细腻滋润,软硬适中。蜡丸表面应光滑无裂纹,丸内不得有蜡点和颗粒。

(2) 内在质量检查:水分、重量差异、装量差异、装量、溶散时限、微生物限度等。

2. 散剂

(1) 外观要求:应干燥、疏松、混合均匀,色泽一致。

（2）内在质量检查：粒度、水分、装量差异、微生物限度等。

3. 颗粒剂

（1）外观要求：干燥、均匀、色泽一致，无吸潮、结块、潮解等现象。

（2）内在质量检查：粒度、水分、溶化性、装量差异、微生物限度等。

4. 片剂

（1）外观要求：完整光洁、色泽均匀，有适宜的硬度。

（2）内在质量检查：重量差异、崩解时限、微生物限度等。

5. 煎膏剂

（1）外观要求：无焦臭、异味、无糖结晶析出。

（2）内在质量检查：相对密度、不溶物、装量、微生物限度检查等。

6. 胶剂

（1）外观要求：色泽均匀，无异臭味的半透明固体。

（2）内在质量检查：相对密度、不溶物、装量、微生物限度检查。

7. 糖浆剂

（1）外观要求：应澄清，在储存期间不得有发霉、酸败、产气或其他变质现象。

（2）内在质量检查：相对密度、pH 值、装量、微生物限度等。

8. 合剂

（1）外观要求：应澄清，不得有发霉、酸败、异物、变色、产气或其他变质现象，允许有少量摇之易散的沉淀。

（2）内在质量检查：相对密度、pH 值、装量、微生物限度等。

9. 胶囊剂

（1）外观要求：整洁，不得有粘结、变形、渗漏或外壳破裂现象，并应无异臭。

（2）内在质量检查：水分、装置差异、崩解时限、微生物限度等。

10. 酒剂

（1）外观要求：须静置澄清，允许有少量摇之易散的沉淀。

（2）内在质量检查：总固体、甲醇量检查、装量及微生物限度等。

11. 膏剂

（1）外观要求：油润细腻、光亮、老嫩适度，摊涂均匀，无飞边缺口，加温后能黏贴于皮肤上且不移动。其中黑膏药应乌黑、无红斑；白膏药应无白点。

（2）内在质量检查：软化点、重量差。

12. 注射剂　注射液主要检查色泽、结晶析出、浑浊沉淀、长霉、可见异物，冷爆、瓶裂、封口漏气、瓶盖松动及安瓿印字等。注射用无菌粉末主要检查色泽、粘瓶、吸潮、结块、溶化、黑点、异物、溶解后澄明度、装量、冷爆、裂瓶、松盖等。

13. 栓剂

（1）外观要求：外形应完整光滑，能融化、软化或溶化，有适宜的硬度。

（2）内在质量检查：重量差异、融变时限、微生物限度等。

（徐幼华）

扫一扫
测一测

复习思考题

1. 中药材入库质量验收包含哪些方面的内容？
2. 简述中药饮片的验收要求。

第四章

中药储存与养护

扫一扫
知重点

学习要点

1. 中药常见质量变异现象、影响中药储存质量的因素。
2. 中药储存的基本要求，中药基本养护方法与技术，中药现代养护技术。
3. 各类易变质中药材、中药饮片、中成药储存与养护方法。
4. 中药出库验发、运输管理。

第一节　中药常见质量变异现象

中药常见质量变异现象有：虫蛀、霉变、泛油、变色、气味散失、风化、潮解、升华、融化等。其中，尤以虫蛀和霉烂对中药的危害最大，不仅造成经济上的损失，更严重的是使中药疗效降低，甚至丧失药用价值，服用后对人体健康带来危害。

一、虫蛀

中药常见质量变异现象——虫蛀课件

虫蛀是指害虫侵入中药内部所引起的破坏作用，多发生在含淀粉、糖、脂肪、蛋白质等成分的中药材、饮片和部分中成药中，如山药、葛根、白芷、天花粉、北沙参、大黄等。中药在仓储过程中由于仓储环境等各方面因素的影响易发生虫蛀现象。据统计，易虫蛀的中药约400余种。其中，极易虫蛀有100～200种。

（一）中药虫蛀的危害

虫蛀是中药储存中最常见也是危害最严重的变异现象之一。中药虫蛀后，有的形成空洞、破碎，有的被毁成粉，有的被害虫排泄物污染，破坏性极强，严重影响中药疗效。具体危害通常表现以下几方面：

1. 害虫将中药蛀蚀后，内部组织遭到破坏，出现圆形孔洞，严重时内部蛀空，甚至整个被蛀成粉末，使中药重量减少、有效成分损失，疗效降低或失去药用价值。

2. 害虫蛀入中药内部，排泄粪便，分泌异物，害虫繁殖变化的残体、死亡的尸体对中药造成不洁和污染，服用后对人体健康带来危害。

3. 害虫是带菌的媒介，它的分泌物、排泄物及腐败的残体，是微生物生长和繁殖的营养物质，可引起害虫和微生物的共生，破坏包装及库房结构，影响中药的安全储存。

4. 中药材、饮片被虫蛀之后，易导致有些品种泛油（如当归、党参、枸杞），花类药材容易散瓣，外形遭到破坏，引起进一步质变。

5. 中药被虫蛀之后，会加大损耗，带来一定的经济损失。

（二）中药虫蛀的原因

中药虫蛀的发生与中药成分、环境等有密切关系。

1. 中药成分　许多中药富含蛋白质、糖类、脂肪油、淀粉等成分，这些成分是害虫生存所必需的营养物质。如山药、党参、天花粉、芡实、黄芪、枸杞、当归、大枣、甘草、桂圆肉、薏苡仁、泽泻、土鳖虫、蛤蚧、鹿茸、蜈蚣等易受害虫蛀蚀，是因为它们体内含有许多害虫可食的营养物质，而矿物类中药之所以不被蛀蚀，原因则是它们无法直接从矿物药上获取营养物质。大多数中药害虫的食性通常较大，但它们取食的主要成分还是有限的，一般多以脂肪、淀粉、蛋白质、糖类为主。故凡含有这些成分较多的中药遭受虫害即大，反之遭受蛀蚀程度就小。

2. 仓储环境　仓库害虫和其他生物有机体一样，它们的生长、发育、繁殖与周围环境有着密切的联系。当环境适宜时，害虫便生长发育和繁殖。

（1）与温度的关系：害虫的生长发育、繁殖等生命活动，对温度有一定要求。害虫在15～35℃之间的温度范围内都能进行正常的生长发育和繁殖，此温度称为害虫的适宜温度区，绝大多数害虫在25～32℃之间发育繁殖最快，是害虫最适宜的温度范围。

一般情况下，8～40℃是大多数害虫维持生命的有效温度。35～40℃的温度范围是害虫不活动温度范围，因温度较高害虫常呈夏眠状态，生理功能的代谢下降，取食量减少，生长发育速度减慢。50～60℃之间的温度范围称为害虫的致死高温区。害虫受高温的刺激由强烈兴奋转入昏迷，虫体内的酶被破坏，部分蛋白酶凝固，在较短的时间内丧失生命活动能力。40～50℃之间的温度范围内，害虫处于昏迷和致死的临界线上，若害虫转入适宜温度范围，则可恢复正常生理功能；若长时间在此温度范围内，新陈代谢失去平衡可致死亡。在-4～8℃之间的温度范围内，因温度较低，害虫呈冬眠状态，生理功能的代谢下降，取食量少，生长发育基本停止。随着温度的继续下降可致死亡。一般在10℃以下，害虫的生命活动受到严重抑制。在-4℃以下，害虫因体液结冰，细胞原生质冻损而脱水致死。

（2）与湿度的关系：水是害虫进行生理活动不可缺少的基本条件，是害虫繁殖的重要物质基础。中药含水量的高低直接影响害虫的取食和对食物的消化吸收。湿度适宜时，有利于害虫生长发育。在一定条件下，中药的含水量越高，虫害越严重。相反，如果把中药的含水量控制在一定范围内，就能抑制生虫或减少虫害的发生。

一般情况下，相对湿度在70%～80%时（温度18～27℃），害虫的繁殖能力最强，产生1代的时间最短，对中药危害最严重。相对湿度在75%～90%时（温度27～35℃），害虫繁殖能力下降，生育缓慢。相对湿度在30%～40%时，害虫从空间得到的水汽极少，不能对食物进行充分的分解利用，导致生理失调或死亡。

湿度和温度这两种因素对害虫生存的影响是相互联系的。即使温度适宜，但如果空气干燥（湿度小），害虫亦无法生存。如果空气湿度高，但气温低，害虫的新陈代谢也会变得缓慢，发育亦会受抑制。所以通过降低药物的含水量和控制好库房温湿度就能防止或减少虫害。

(3) 与空气的关系:仓库害虫与其他的生命体一样,其生长发育的全过程,以及它的繁殖都离不开氧。氧是害虫代谢不可缺少的物质。害虫在低氧的环境中呼吸加快,对有机物分解不完全,缺少生命活动所需的能量,停止取食,麻痹昏迷。低氧程度严重或低氧时间长则会导致仓虫死亡。气调养护法、自然降氧法、低氧低药量养护法等,就是利用低氧环境促使害虫的生长发育受到抑制直至死亡。一般情况下,当密闭环境下氧的浓度降到1% ~2%时,一定时间内绝大多数仓库害虫因缺氧窒息死亡。

知识链接

害虫的来源

危害中药的害虫习称"仓虫",其种类繁多,来源如下:

(1) 中药材在采收时,已寄生害虫的卵、幼虫或成虫,随药材进入仓库,一旦条件适宜,便继续生长繁殖。

(2) 被害虫污染的包装材料反复使用会使中药感染害虫。

(3) 仓库内部在储存中药前没有进行消毒杀虫处理,本身隐藏有害虫。

(4) 仓库内已生虫的中药未能得到及时熏蒸杀灭和隔离堆放,引起其他中药被感染。

(5) 生虫药材与未生虫药材同库共存引起的交叉感染。

(6) 运输过程中被害虫污染,携带入库。

(7) 仓库周围环境不洁,害虫寄居于内隐藏越冬,温湿度适宜时,飞入仓库内繁殖。

二、霉变

中药常见质量变异现象——霉变课件

霉变又称发霉,是指中药受潮后在适宜温度条件下,引发寄生在其表面或内部的真菌大量繁殖,导致发霉的现象。如独活、紫菀、牛膝、车前草、马齿苋等。中药生产、储存、运输、流通过程中,由于管理不当,在外界条件和自身因素的综合作用下,易出现发霉变异现象,直接影响中药的质量和安全。一般的霉变都是从中药表面开始,轻微的霉变及时处理,药材尚可应用。严重的霉变,会引起中药失效甚至产生有毒致癌物质,导致无法使用。

(一) 中药霉变的危害

霉变是中药储存中最常见也是危害最严重的变异现象之一。中药霉变后致使中药中的有机物分解和进行营养代谢活动,其有效成分含量会降低,甚至腐烂失效。霉菌发育滋长,对中药表层物质分解和消耗,同时破坏中药的组织结构,使内部所含糖类和油脂溢出,从而导致中药的粘连、泛油等现象。霉变后中药即使通过加工处理后入药,也使气味变淡,色泽转暗,品质降低,影响疗效。严重的霉变,会引起中药失效甚至产生有毒致癌物质,如黄曲霉菌所产生的黄曲霉毒素就是一种强致癌物质,危害极大。研究证明,黄曲霉毒素毒性要比已知的致癌物质"二甲基亚硝胺"的毒性强75倍,它除可诱发动物实验性肝癌外,还可见其他部位也同时发生肿瘤,其中有些是恶性肿瘤,如肺鳞状上皮细胞癌、结肠癌、唾液腺癌、胃腺癌、泪腺癌、睾丸间质细胞瘤以及唾液腺良性瘤等。

（二）中药霉变的原因

空气中含有大量霉菌孢子，散落在药材表面。药材的营养成分多，并有一定水分，在适当的温度下，孢子就会吸收药材养分，萌发菌丝，并分泌酵素，侵蚀药材组织内部。药材受到焖热时内部的水分就会蒸发至表面，可使霉菌生长，并由表面逐渐深入内部，引起药材霉烂。具体如下：

1. 感染霉菌　真菌广泛分布于自然界，土壤、空气及水中都有它们的菌体及孢子存在。因而在中药生产、储存等各个环节均可污染中药，引起中药变质，危害人体健康。

2. 中药内含有可供霉菌生长的营养物质　许多药材都含有蛋白质、淀粉、糖类及黏液质等，给霉菌的生长、繁殖提供了丰富的营养物质。

3. 受潮湿影响　没有适宜霉菌生长的水分，霉变不易发生。水分越高，霉菌生长繁殖愈快。梅雨季节，空气潮湿，易造成寄生和附着在药材表面的霉菌孢子很快地生长，导致霉变发生。

4. 药材本身“发汗”　中药受到焖热时内部的水分蒸发至表面的现象称为发汗。发汗的药材其外表潮湿，有利于霉菌生长。

5. 生虫后引起发霉　药材被害虫感染后，在代谢过程中产生的排泄物及热量导致药材温湿度增加，给微生物提供了生存条件。药材霉变后也易引起虫蛀，形成恶性循环。药材的虫蛀和发霉通常相互作用相互影响。

6. 环境不洁　外界环境不清洁，易滋生霉菌，导致霉变。

知识拓展

常见“发霉的真菌”

常见“发霉的真菌”有黑霉菌、白霉菌、绿霉菌、蓝霉菌、毛霉、青霉、根霉、黄曲霉、镰刀霉、念珠霉、葡萄状穗霉等。霉菌是丝状真菌的俗称，意即“发霉的真菌”，它们往往能形成分支繁茂的菌丝体，且又产生大型的子实体。在潮湿温暖的地方，很多物品上长出一些肉眼可见的绒毛状、絮状或蛛网状的菌落，那就是真菌。尤其在我国南方的“梅雨季节”期间，很多中药都易霉变，霉变后的中药只能弃掉，造成巨大的浪费和经济损失。

三、泛油

中药泛油又称走油或浸油，是指中药表面出现油状物质、质地返软、发黏、颜色变浑，发出油败气味的现象。中药的走油不但指含油药材由于储存不当出现的油分外溢，产生酸败现象，而且也包括某些含糖质或黏液质的中药在变质时表面呈现出油样物质的现象。故中药“泛油”的含义比较广泛，它包括：①含植物油脂多的药材（如杏仁、桃仁等）出现内外色泽严重加深，油质渗透外表，具有油哈味；②动物类药材（九香虫、蛤蚧、刺猬皮等）躯体易残，色泽加深，外表呈油样物质，“哈喇”气味强烈；③含黏液质（糖分）多的药材（党参、枸杞、天冬等）质地变软，外表发黏，内色加深，但无油哈气。该现象又称“泛糖”。

中药泛油的原因如下：

中药常见质量变异现象——泛油课件

（一）中药本身的性质

中药在储存过程中是否走油，其本身的性质，仍是起决定作用的因素。一般含脂肪油较多的种仁类中药，如柏子仁、杏仁、桃仁等；含黏液质、糖质较多的中药如黄精、枸杞、麦冬、天冬等都较容易走油，故在储存这类中药时应特别注意做好防止走油的工作。

（二）温湿度的影响

由于中药内部所含的油脂熔点比较低，当温度高时中药中熔化的油脂比重减轻，就很容易外溢，在中药表面出现发黏的油样物质，故对易走油的中药不宜用火烘烤，只能晾晒，以免受高温后走油。同时含油的种子在储存期间本身也要进行呼吸作用，当内含的水分在一定限度之下时，其呼吸作用是极微弱的。若含水量过高，其呼吸作用也增强起来，并放出大量的热量，加上中药的包装堆积，热量无法逸散，导致走油变质。含黏液质的中药在湿度较大时吸水膨胀，溢出细胞壁，泛于中药表面产生发黏现象。高温促使糖及糖酸类分解，糖分外溢。因此，对于含油脂、黏液质、糖的中药在储存过程中必须防潮、防热，宜置阴凉干燥处存放。

（三）真菌的影响

含脂肪油、黏液质及糖分的中药，在储存过程中一旦感染了真菌后，真菌在生长发育过程中分泌的脂肪酶可以将油脂水解成甘油和脂肪酸，甘油又被菌体利用，脂肪酸在菌体内继续分解生成醛、酮等代谢产物，使中药颜色加深产生哈喇味。

（四）储存养护不善

由于储存养护不当，使易走油的中药（特别是种仁类中药）受到重压，而使内含的油分外溢，形成走油。同时，这些含油脂的中药由于储存和加工处理不当，易导致油脂分解、氧化，生成醛、酮、臭氧化物，则会产生一种特殊的、令人不快的油哈气味，通常称为油脂的“酸败”。

（五）储存时间过久

有些中药当储存时期较久后，其内含的某些成分会产生自然变化，或由于长时期接触空气而产生变色、走油等变质现象（如麦冬、天冬等），故此类中药不宜长久储存。

知识链接

中药酸败的原因

中药酸败的原因，一般认为是空气中的氧与中药中的不饱和脂肪酸发生作用，而生成过氧化物或氧化物，然后碳链在原来位置断裂，分解而生成低分子的醛和酸的缘故。油脂酸败的另一种原因，是由于药材中的脂肪氧化酶和微生物、光线、温度等共同作用，使脂肪分解为甘油和脂酸，后者又氧化而生成酮酸，并形成低分子酮（如甲基酮）、醛、臭氧化物和酸，使油脂发生哈臭气。

（1）含有植物油脂的中药，由于色素受光和长期与空气中的 O_2 接触，高温影响其逐渐被氧化，产生有机化学反应，造成油脂分解，从而使其色泽加深，气味变异。

（2）含有粘液质的药材吸湿性强，经过受湿热的过程，在氧化作用下，药材中的糖酸类物质被分解，产生了糖醛和它的类似化合物，从而出现颜色变深，质地软，糖分外渗，手拿粘腻感。

（3）动物类药材的泛油主要出于动物体内的脂肪、蛋白质等被氧化后，产生有机化学反应，由氧化物再分解成为有异味的醛酮类物质，而具有强烈的“哈喇”气味。

四、变色

中药常见质量变异现象——变色课件

中药的变色指中药在采收加工、储存的过程中，由于保管养护不当而引起中药自身故有色泽改变的现象。色泽不仅是药材外表美观的标志，也是中药品质好坏的指标之一。变色较严重表示中药变质失效，不能再供药用。中药材的异常变色原因是复杂的，但常常是由以下几个因素所致，直接或间接导致药材颜色及色泽的变化。

（一）因酶作用引起的变色

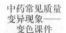

有些中药所含的化学成分具有生色基团如酚羟基结构等。在酶的作用下发生氧化、聚合等化学变化，形成了大分子的有色化合物，而使中药的颜色加深。所以，含黄酮类、羟基蒽醌类及鞣质类的中药都易发生变色。如大黄、牡丹皮等含鞣质较多的中药在长久与空气接触后，氧化生成大分子棕色物质或将鞣质氧化成红色。黄芩苷在黄芩酶的水解下，生成葡萄糖醛酸与黄芩素，后者具有三个邻位酚羟基，易氧化成醌类物质而显绿色。花类中药一般都含有花色素，富亲水性，一旦受潮，则激活细胞中的酶，在氧的作用下，色素水解，从而颜色也随之改变。

（二）非酶引起的变色

1. 中药成分　有的中药所含蛋白质内的氨基酸与还原糖作用，生成了大分子的棕色化合物所致；也有的是中药所含的糖或糖酸类物质分解成糖醛或其他类似的化合物，而这些化合物中含有活泼的羟基，能与一些含氮化合物进行缩合、环合等化学反应，形成棕色色素或其他的色素，致使中药变色。含有挥发油类、油脂成分的药材如遇温度过高或储存条件不当，就会导致挥发油的散发和油脂的溢出，如当归、川芎、怀牛膝等，此类中药极易起油，在高温的条件下，油脂就会溢出表面，色也随之变黄。木香、薄荷、荆芥、香薷等，温度过高会挥发香气，颜色也随之变黑。九香虫、刺猬皮等泛油后，色泽加深。

2. 加工方法　中药在常温（15～20℃）下成分基本稳定，利于储存，温度过高或过低都会导致中药质量发生变化。温度升高，会导致中药中水分蒸发失去润泽而干裂，氧化反应加快、走油、气味散失加快，可致中药原有的颜色和色泽改变。药材在加工炮制或干燥的过程中因加热或曝晒，温度升高而使药材变色：泽泻、白芷、山药、天花粉的色泽由浅变深；红花、菊花、金银花的颜色由鲜艳变成黑褐色。温度过低会使某些新鲜药材的细胞发生死亡，颜色往往变深，出现变色现象。

3. 空气　某些中药的变色是氧化作用引起的。在氧化过程中产生的热量加强了酶的活性，其氧化物会使中药的色泽加深，使变色速度加快。故将易氧化变质的中药密封包装，不但能防止某些药味香气走失，也能减少或防止氧化变色的发生。如鞣质为强还原剂，含鞣质的槟榔、白芍等中药易被空气中的氧所氧化，生成鞣红而泛红。有些矿物类药，如青矾受空气中氧的作用使 Fe^{2+} 变成 Fe^{3+} 而失去原有青绿色泽。

4. 光照　某些汞制剂的中成药，如红升丹、三仙丹、轻粉等，光照过久后不仅能逐渐析出水银，颜色也会加深变色。含有鲜艳色素的中药（花类等），若过多受日光照射，这些不稳定色素也容易褪色，变浅变白。如玫瑰花晒则褪色，红花易褪色变黄，大黄由黄色迅速变成红棕色等。因此，使用紫外线杀菌也应注意防变色。此外，一些中药也会因日光照射而变色主要是因受日光偏极光的影响，当然这与温度的升高也有一定的联系，故对日晒易变色的中药，宜置阴晾、干燥、避光处存放，如花类、叶类中药。

5. 温湿度　中药变色通常是和温湿度有关。一般温湿度增高，中药的变色速度也加快，因为酶在50℃以下，随温湿度的增加，酶的活性也增大，则其变色加剧。如鲜艳的花类药、绿色的全草类药以及含有多量糖分、淀粉、油脂的中药均可因温度过高或受潮而失去原有的光泽。菊花受潮后变色、失香和散瓣；枸杞吸潮后而由红变黑；当归受潮、受热后变成黑色；北沙参受潮发霉后变成红色；丹皮具粉性吸潮后易发热，其断面即变成红色，起麻点或转为黑色；半夏受潮后变成粉红色、灰色以至黑色等。

6. 杀虫剂　目前对中药材采用气体杀虫的方法较多，常用的杀虫剂有氯化苦、二氧化硫、磷化铝及对二氯苯等。在使用杀虫剂时，通过熏蒸法用于药材杀虫，它会附着于药材上不易挥发，且渗透力强，对某些药材的成分有一定的影响，同时亦致药材染色、变色。如甘草硫熏后内部颜色变淡黄白色，外部呈淡红色，并变质走味。银耳硫熏颜色变黄。矿物、动物类药易被磷化铝和氯化苦腐蚀而变色无法药用等。

课堂互动

孙思邈《千金翼方》：“夫药采取，不知时节，不以阴干暴干，虽有药名，终无药实，于朽木不殊，虚费人工。”该段话如何理解？对中药实际工作有何指导意义？

五、其他变质现象

（一）气味散失

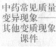

中药常见质量变异现象——其他变质现象课件

气味散失指一些中药含有易挥发的成分（如挥发油等），因储存保管不当而造成挥发损失，使得中药的气味发生改变的现象。中药的气味散失既是所含挥发油的散失，也是有效成分散失。所以，中药的固有气味若逐步淡弱或消失，说明有效成分在减少，从而降低疗效。

具有强烈芳香气味的中药都含有挥发油的成分，而这些成分正是起治疗作用的重要成分，同时是鉴别中药质量的标志之一。对于中药的气味，自古以来都是十分重视的，如每逢取药除观其外形必首闻其味。尤其是目前很多中药的有效成分尚未阐明，那么保持中药原有的气味就更为重要。但是，在实际的中药储存工作中对如何防止中药散失气味考虑得较少，甚至有的一味强调药材的通风干燥，使有些中药的气味变得淡薄，这是值得重视的问题。

挥发油是中药内具有芳香气味的油质，它在常温下能挥发，而温度越高挥发越快，储存时间越久气味散失越多。故气味散失的原因乃是挥发油被氧化、分解或自然挥发的结果。

此外，若中药包装不严，中药露置空气中，挥发性成分也会自然挥发损失。

（二）风化

风化指含有结晶水的无机盐类中药，在干燥空气中失去结晶水的一部分或全部，在中药表面形成粉末状物的变异现象。任何一种中药风化之后都会不同程度的改变其重量和成分的含量,风化后的中药的药用价值依风化产物而定。如芒硝风化后成为风化硝,其质量和药性也随之改变,芒硝具有泻热通便、润燥软坚、清火消肿的作用,主要用于治疗实热便秘、肠痈等病证;风化硝质量纯净,主要是清上焦热,用于治疗牙龈肿痛、目赤肿痛等上焦病证。胆矾、硼砂等因风化不完全,仅在表面形成粉末状,仍可入药。绿矾风化产物则为碱式硫酸铁,其风化物不宜药用。

在一般情况下,空气中的相对湿度和药材的风化成反比,即空气中相对湿度越低,风化现象越快,而空气的温度只起间接推动作用。由于各种矿物药的结构组成不同,所以正常温下的风化程度也不相同,裸露在空气中的芒硝、绿矾均可风化成粉末状,硼砂在相对湿度小于39%时才会明显风化,明矾、胆矾、玄精石等风化后均为表面呈轻微粉状的不透明体。

（三）潮解

潮解指在一定的温度、湿度的影响下,中药所含的可溶性糖和无机盐成分被空气中水逐渐溶解的现象。易潮解的中药有芒硝、大青盐、秋石、绿矾、硼砂、海藻、昆布、盐制白参、盐制全蝎、矾制天冬等。

中药本身含有一定的水分,而且能不断地从空气中吸收水蒸气。当含水量达到一定程度时,就会逐渐地分解变质,失去药用价值,如柿霜、大青盐、秋石、绿矾、硼砂等,经糖、盐加工炮制后的中药,如白糖参、蜜炙甘草、盐知母等,以及本身就生长在高盐环境中的海藻、昆布等中药,其表面及内部含有的可溶性糖和盐类物质,均为晶体结构,具较强的亲水性、溶解性和有较强的吸湿性,因而较易潮解。

某些中成药发生粘连、结块、变色等现象也是由潮解造成的。药材发生潮解的主要原因是本身组成成分中含有可溶于水的物质,可溶性物质含量的多少,决定了潮解程度的大小。如大青盐主要成分是氯化钠,而氯化钠是易溶于水的。当空气中的相对湿度过大时,氯化钠的分子与水分子产生物化反应,使氯化钠逐渐溶解。

在一定的温度下,空气中的水汽越多,湿度就越大,当空间的水气压大于易潮解中药表面水气压时,中药中所含有的可溶性糖或盐就能吸附空气中的水分子,在晶体表面形成糖或盐的水膜,使中药表面开始湿润,随着吸湿过程的发展,水分子不断地增加、扩散,结晶体分子便均匀地溶解在吸附水中,此时的糖或盐的结晶体结构也由固态变成了不饱和的液态,而且能不断地从空气中继续吸收水分,当含水量达到一定程度时,便产生潮解,进而溶化。如大青盐在潮解初期,包装物表面湿润,潮解加剧时,则化为盐水即氯化钠的不饱和溶液。

（四）升华

升华系指固体中药不经过液体阶段,直接转变为气体挥散的现象。发生升华现象的中药主含挥发油,如冰片、薄荷脑、樟脑等中药,在包装不严,暴露在空气中,会随着温度升高而发生升华。温度愈高,升华愈快。

（五）融化

融化是指中药受热后,质地变软,或黏结成团,甚至变成液体,失去原有形状的一种现象,如阿胶遇热则融化粘连;乳香遇热失去原有颗粒性,变软,黏结成不具一定形状的团块;鸡血藤膏则变成液体,发生融流;蜂蜡则先软化,随着温度的继续升高,就产生融流。药材耐热性能差、药材的吸湿性强、药材的品质纯度低易出现融化。易融化的中药主要有：蜂蜡、阿胶、鹿胶、龟板胶、乳香、没药、阿魏等。

知识拓展

中药融化的原因

1. 耐热性差　这类中药的软化点及融化点较低，耐热性差，受温度影响，便逐渐软化，甚至变为液体。例如，蜂蜡的熔点为62~67℃，软化点为40℃左右，夏季阳光直射时的地表温度在50℃以上，特别是高原地带可达60℃以上，隔窗照射的温度已接近其熔点、软化点温度，若直接处于阳光下曝晒即产生融化。

2. 吸湿性强　含糖胶体的阿胶、鹿胶、龟板胶、树脂类乳香、没药等中药，多含有可溶性糖、蛋白质、树胶等亲水性成分。如果贮存温度高、湿度大，中药受热后体积产生膨胀，表面分子移位，并由于亲水成分的吸湿作用，大量吸收空气中水分，亲水成分溶解在吸附水中，使该类中药的结构发生变化。

3. 品质纯度低　该类中药的品质纯度不高，含有较多杂质，也是造成融化的因素之一。如乳香、阿魏等树脂类中药，其所含树胶比例超出限量，则更易吸水膨胀，树胶溶解，导致产生融化。

（六）腐烂

腐烂是指某些鲜活药物，因受温度和空气及微生物的影响，引起发热，使微生物的繁殖和活动增加，导致药物酸败、臭腐的现象。如鲜生地、鲜生姜、鲜芦根、鲜石斛、鲜茅根、鲜菖蒲等易发生腐烂。药物一经腐烂，即不能再入药。

（七）冲烧

冲烧又称自燃，是一些质地轻薄松散的中药由于储存不当发生自燃的现象。如红花、艾叶、甘松、柏子仁等中药易发生自燃现象。冲烧现象的发生与温度有密切关系。中药干燥不适度，或在包装码垛前吸潮，在紧实状态中细胞代谢产生的热量不能散发，当温度积聚到67℃以上时，热量便能从中心一下冲出垛外，轻者起烟，重者着火。

（八）鼠咬

鼠类喜欢吃的药材是含有淀粉、蛋白质、脂肪、糖类等。鼠可以吃掉大量的药材，还有储存药材的习惯。鼠偷食药材后不但排泄粪便，污染药材，还会传播病原物。

除上述各类变异外，尚有中药变味、失水干裂、干枯、枯朽等质变现象，也应在储存养护中应加以防治，以避免储存中药的质变。

第二节　影响中药储存质量的因素

中药在储存过程中，在外界条件和自身性质的相互作用下，容易发生物理或化学变化。中药大都含有淀粉、脂肪油、蛋白质、纤维素、鞣质等成分，如果储存不当，易出现虫蛀、发霉、泛油、变色、气味散失等现象，直接影响中药的质量和疗效。因此，研究中药科学保管对保证用药的安全有效，减少中药损耗具有重要意义。

一、影响中药变异的内在因素

影响中药变异的内在因素课件

中药储存中引起品质变异的自身因素包括化学成分性质、含水量、细菌污染情况等，而中药含水量及污染情况是发霉、虫蛀、变色的重要影响因素。含淀粉、糖类、蛋白质等营养物质较多的中药易生虫、发霉、遭鼠害等，含挥发油多的中药易散失气味，含盐分较多的中药易潮解。所以在储存时应将中药充分干燥、灭菌，并根据中药化学成分的性质分类存放，采取相应措施防止变质现象的发生。

（一）中药含水量

中药的含水量直接影响其质量与重量，控制水分是中药（特别是中药材）养护工作的关键。在一定条件下，药材的含水量越高，造成虫害愈严重。水分越高，霉菌新陈代谢的作用越强，其生长繁殖越快。由此可见，水分含量的控制和测定，是中药养护过程中进行监测和监控的主要指标。一般来况，如果空气湿度不超过70%，温度在25℃以下，药材本身含水量在10%以下，药材可以安全储存。

（二）中药化学成分及其性质

中药的化学成分较复杂，通常可分为水溶性物质和非水溶性物质两大类。属于水溶性物质的有糖、果胶、有机物、鞣质、水溶性维生素、部分生物碱、色素、苷类及大部分无机盐类。属于非水溶性物质的有纤维素、半纤维素、原果胶、脂肪、脂溶性维生素、挥发油、树脂、蛋白质、淀粉、部分生物碱、不溶性矿物质等。在药材的加工干燥、炮制以及储存过程中，其化学成分不断发生变化，因此会引起质的改变，以致影响药效。药材的储存和加工的目的，就在于控制药材中的化学成分，使它符合医疗的要求。因此只有了解中药化学成分的特性及其变化的规律，才能创造良好的储存条件，达到防止中药变质的目的。

1. 生物碱类　生物碱广泛分布于植物界中，双子叶植物中含的较多，其中毛茛科、茄科、罂粟科、防己科、茜草科、小檗科等植物含较丰富的生物碱。中药中生物碱的含量高低也不一致，从万分之几到百分之一二不等。含有生物碱的药材，如干燥的方法不恰当，其含量可能降低，如因长久与空气和日光接触，会有部分氧化、分解而变质。故此类药材应避光储存。

2. 苷类　苷类又名配糖体，在植物界中分布亦较广。在自然界中存在的苷类以β-苷居多，且易被β-苷酶水解。含有苷的植物大都含有能将苷水解的酶，由于苷和酶不处在同一细胞中，而细胞壁有半渗透性，它们并不接触，因此在植物生存时酶对苷无作用，但当植物组织损伤或死亡时则迅速作用。因为苷类这种容易酶解的性质，植物药材采收后，必须用适当的温度迅速予以干燥。多数含苷类化合物的植物可在55～60℃干燥，在此温度下酶被破坏而失去作用。有一些含苷类化合物的药材在储存前应先使其发酵，以产生有效成分，如自香荚中制备香荚醛。有的药材在应用时须先加水，放在适当温度下，促使所含的苷与酶进行水解，如从芥子中制取芥子油，此类药材不宜用60℃干燥，以免所含的酶失去作用。

3. 鞣质类　鞣质又名单宁，它是一种多元酚，有收敛性，能与蛋白质结合形成不溶于水的沉淀物，在植物界中分布极广，寄生于植物上的昆虫所产生的虫瘿也含有大量的鞣质，如五倍子。鞣质在植物细胞液中呈溶解状态，而且常沉积于细胞壁，有时呈游离状态，有时与其他化合物（如生物碱）结合而存在。鞣质与空气接触时，特别在酶

（氧化酶或过氧化酶）的影响下，容易氧化为红棕色或更深色的物质，如新鲜树皮的表面常常是淡色的，但经过一些时间，就会变成棕色或红色。植物受伤、破碎或切开后，稍放置即变色，而且变色的程度与鞣质的含量成正比，植物组织与空气接触时间愈久，变色越深。故防止鞣质氧化变色一方面要减少与氧接触，另一方面是破坏或抑制氧化酶的活性。在药材加工过程中，对于含有鞣质的植物，如处理不当，常可形成不同颜色。鞣质遇铁盐变成黑色，与锡长时间加热共煮能生成玫瑰色化合物，以致会直接影响加工品的质量。因此，在加工与储存时对容器及用具的选择是十分重要的。

4. 油脂类　脂肪和脂肪油（简称油脂，以下同）在植物界分布亦很广，存在于植物的各个部分。叶子中的脂肪含量大致在 0.4% ~5.0% 之间，如薄荷叶含脂肪 5%（以干燥重量计）；在根和茎中的含量与叶子中的相似，如远志等；在果实及种子中，脂肪常常大量积累，特别在种子中脂肪往往成为主要成分，如橄榄含脂肪 50%，蓖麻含脂肪 60%，花粉及孢子可含 30% ~50% 的脂肪。脂肪在常温是固体的，其主要成分多为棕榈酸或硬脂酸等的甘油酯。脂肪油在常温是液体的，其主要成分则为油酸或亚油酸等的甘油酯，但二者之间并无严格的区别。饱和脂肪是固态，不饱和脂肪一般是液态。新鲜的脂肪和脂肪油通常具有愉快的特殊气味，如果保存不当，产生不快的臭气和味道，油脂中的游离酸也随之增多，这种现象称为油脂的“酸败”。光线、温度、水分以及油脂中的杂质等因素均能加速油脂的酸败，所以药材应除去水分与杂质，尽可能存于密闭容器中置于避光、低温、干燥处，防止油脂的酸败。

5. 挥发油类　挥发油在植物界分布较广，存在于植物体的各器官中。各种药材的挥发油含量不一，有的药材含量较低，有的含量则可达 20% 左右。例如，毕澄茄含挥发油约 12%，丁香含丁香油约 18%。挥发油接触空气易氧化变质，油的比重增加，颜色改变，香气也改变，甚至会形成树脂样物质。因此挥发油应储存于干燥及棕色的密闭玻璃容器中，最好将瓶装满，置于凉爽避光的场所。含挥发油的药材最好是保存在密闭容器中，大量储存时应堆放在凉爽避光的库房中。对温度必须控制，夏季尤须注意，因为温度过高，则使所含挥发油散失或走油，并且堆垛不宜紧密、重压，以免破坏药材的含油组织。在加工时应采用较低温度干燥，一般不宜超过 35℃，以免挥发油散失。某些含有挥发油的药材，其本身具有杀虫、杀菌的作用，在储存过程中，不仅自己在较差的外界条件下可不霉不蛀，与其他药材共同存放，还可使其他药材避免虫蛀，如花椒、荜澄茄、大蒜等。

6. 植物色素类　植物的各个器官呈现不同的天然色彩，这是由于植物色素的存在。植物中有些色素比较稳定，受加工影响较少。有些则易于发生变化，加工处理时应特别注意，如花色素的色彩因反应的不同而呈现各种颜色，酸性中为红色，碱性中为蓝色，中性中为紫色；与金属盐类如铁、锡、铜等反应则变蓝以致出现黑色，使色素沉淀；加热也使色素分解、褪色；在日光或氧影响下，亦能使色泽发生变化。含有色素的药材在干燥以及加工储存时，必须根据其性质，调整适宜的湿度和温度，尽量避免采用铁质工具和容器，干燥时避免在强烈的日光下曝晒，储存期间应避光及防止氧化，以保持其固有的色泽。

二、影响中药变异的外在因素

影响中药变异的外在因素课件

（一）生物因素

生物因素主要包括霉菌、鼠及害虫。药材本身和环境中都含有霉菌，容易导致药材生霉和腐烂。常见的霉菌有曲霉菌、青霉菌、毛霉、根霉及酵母霉。有一些药材害虫容易导致中药材生虫，常见害虫有米象、大谷盗、谷象、药谷盗、锯谷盗、粉螨等。中药材容易遭鼠咬，常见的有褐家鼠、小家鼠、黑线姬鼠、黄胸鼠等。

此外，白蚁、蟑螂等对中药仓储质量也易构成影响。

（二）物理因素

物理因素主要是自然因素，包括温度、湿度、空气、光照等。

1. 温度　温度对中药储存影响最大，能直接引起潮解、溶化、糖质分解、霉变等各种变化。中药在常温（15～20℃）下成分基本稳定，利于储存。当温度升高，可使中药水分蒸发失去润泽而酥脆，甚至干裂，氧化、水解反应加快，泛油、气味散失加快。动物类、胶类和部分树脂类会发生变软、变形、融化等现象。如熔点较低的中药乳香受热融化变软、变形。当温度升至34℃以上时含脂肪较多的中药（如杏仁、柏子仁）以及某些动物类药材油分外溢，形成泛油，产生油哈味，药材颜色加深，药材的质量降低。温度升高使芳香类中药的挥发油加速挥发，芳香气味降低（如薄荷、丁香等）。

2. 湿度　中药的含水量与空气湿度有密切关系。湿度大小可引起中药的潮解、融化、糖质分解、霉变、风化等各种变化。中药的含水量一般应控制在10%左右，室内相对湿度应控制在70%以内。如果储存不当，中药就会吸收空气中水蒸气使含水量增加。若空气中相对湿度超过70%以上时，中药含水量随之增加，含糖质较多的中药会因吸潮发霉乃至虫蛀，盐制药物及钠盐类的矿物药会潮解。当空气的水分含量显著降低，中药含水量又会减少，含结晶水较多的矿物药，如胆矾（$CuSO_4 \cdot 5H_2O$）、芒硝（$Na_2SO_4 \cdot 10H_2O$）则易失去结晶水而风化，叶类、花类、胶类中药因失水而干裂、发脆。

3. 空气　在储存过程中，空气中的氧和臭氧对中药的变质起关键性作用。臭氧在空气中的含量虽然微少（每$100m^3$空气含2.5mg的臭氧），但是却对中药的质量产生极大的影响。因为臭氧作为一个强氧化剂，可以加速中药中有机物质，特别是脂肪油的氧化变质。另外对于中药颜色的改变，氧也起着很大的作用。因中药成分的结构中含有酚羟基，在酶的参加下，经过氧化、聚合等作用，形成大分子化合物，所以在储存中，中药的色泽往往由浅加深，这种变色是氧化变色。

4. 光照　光线中的紫外光有较强的杀菌作用，可以利用日光曝晒杀灭微生物和害虫。但是，不合理的直射日光会使中药成分发生氧化、分解、聚合等光化反应，如油脂的酸败、苷类及维生素的分解、色素破坏等，从而引起中药变质。含有色素的中药（番红花、红花等）会逐渐变色，某些绿色的全草、叶类等植物药（薄菏、大青叶等）的颜色也会由深色褪为浅色，含有挥发油类中药会降低或散失芳香味，从而影响中药质量。

（三）人为因素

人为因素是指由于中药仓储有关人员自身原因导致中药品质变化现象，主要包括责任心不强、对中药商品性能不熟悉、保管养护方法不当。中药仓储工作责任重于泰山，中药仓库管理人员应切实地负起责任，在继承祖国医学遗产和劳动人民长期积累储存中药经验的基础上，运用当代自然科学的知识和方法，以“安全、经济、方便”为原则积极参与中药商品养护工作。在日常工作中，专职人员对在库商品要进行认真、仔细的检查，储存养护工作要有计划、有记录。防患于未然，解决问题于初始阶段，不要等问题已泛滥成灾了，已无可挽回了，再去发现它。总之，搞好中药仓储养护工作，减少和杜绝中药商品在储存过程中的变质所造成的浪费和经济损失，是每一个中药储存养护工作人员义不容辞的责任，每一个人都要有高度的责任心和忧患意识，积极开拓创新，总结经验，共同搞好中药商品储存养护工作，确保商品安全。

第三节　中药储存与养护的基本要求

一、中药的合理储存

中药储存与养护的基本要求课件

（一）分类储存

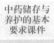

分类储存是中药商品储存的基本原则，是中药仓库做好养护工作的基础，也是中药仓储管理的一项有效措施。中药分类储存就是把入库的中药按不同的性质特点进行分类存放，即把性质相似、变化相同的中药品种归为一类，或者将需要特殊保管的中药根据性质进行分类，选择合适的储存场所，采取针对性较强的保管措施，达到保护质量的目的，使储存更安全可靠。

将中药分类存放，便于库房安排和出入库收发管理，同时可根据每类药材的特点采取不同的管理措施。分类存放还包括将毒性中药、易燃中药、贵细中药及盐腌中药等单独存放或分库存放，注意做好防火、防盗工作，从而保证中药质量以及用药安全。中药一般分药材类、饮片类和中成药类分库储存。药材类又可按植物类、矿物类、动物类分类储存。

1. 植物类药材　植物类药材常按药用部位分为根及根茎类、茎类、皮类、叶类、花类、全草类、果实和种子类、树脂加工品类等。每类药材各有特点，应分类储存与养护，方法如下。

（1）重点养护品种：即选择最容易虫蛀、霉变、泛油、变色的品种，进行重点养护。这类药材的种类很多，如党参、当归、黄芪、甘草、山药、杏仁、佛手片、柏子仁等。储存这类商品的仓库应选择建筑结构好、干燥、凉爽、四周整洁、平时温湿度管理严格、具有药剂熏蒸条件和设备，且能做到及时检查质量，有效防治虫霉现象的场所。

（2）花类品种：花类药材大多具有不同的色泽和芳香气味，如果保管不当容易产生褪色和气味散失，严重的还会发生霉变和虫蛀。储存花类药材的关键是要防止受潮，故必须严格控制湿度。对某些色泽特别艳丽，气味浓郁且又容易变色的花类（如玫瑰花、腊梅花等），还应配备必要的固定吸潮容器进行吸潮，或采取小件除氧充氮等方式进行保管，以确保花类药材的形态和香味。

（3）全草类品种：全草类药材由于体轻质泡，储存时占用面积很大，多数品种只要自身干燥，一般不容易发生变化，可以储存在条件一般的仓库内，有的还可以堆码露天货垛。但是，全草药材具有怕潮湿、怕风吹的特点，因此，必须采取盖严隔潮等措施，不使它遭受雨淋、风吹和日晒。

（4）盐腌品种：盐腌药材具有易潮解溶化和含盐分的特点，会造成储存处所经常潮湿不干,影响其他药材的正常储存。故这类药材应选择阴凉仓库集中储存,采取防潮隔湿措施,尽力防止潮湿空气的侵入,控制潮解。

(5) 鲜活品种:鲜活药材要有特殊的储存条件,如需要保持水分,要有通风凉爽日照的环境,夏日要防热,冬天要防冻。必要时还须进行栽植养护,要有专人管理,以保持它的鲜活状态。

2. 动物类药材　动物类药材主要有皮、肉、骨、甲和蛇虫躯体,它们极易生虫和泛油,并具有腥臭气味,保管养护比一般药材困难。可采取小库房专门储存,储存条件要与密闭库相似,四周无鼠洞,壁角无虫迹,并配有通风设备,必要时可调节库内空气及控制温湿度。防治害虫所进行的药剂熏蒸比一般药库的熏蒸要多1~2次。这类药材的品种虽多,但每种的数量较少,可采用货架分层存放,既可避免叠压,方便进出,又可提高仓位使用效率。

3. 矿石贝壳类药材　矿石贝壳类药材一般不受外界影响,可储存在条件较差的仓库或露天货场。

4. 特殊类型药材

(1) 贵细品种:如人参、西洋参、牛黄、麝香、熊胆、西红花、冬虫夏草等药材,经济价值大,必须严格管理。保管这些药材应有安全可靠的温湿度控制设备,做到万无一失。其中部分品种极易虫蛀或霉变,所以更要加强养护。

(2) 易燃品种:中药材有遇火极易燃烧的品种,如火硝、樟脑、干漆、硫黄、海金沙等,必须按照消防管理要求储存在安全地点,并配备有效的消防设施。

(3) 毒性药材:指毒性剧烈、治疗剂量与中毒剂量相近,使用不当会使人中毒或死亡的药材。对这些剧毒品种的储存和管理,应严格按照国家有关规定执行,专人管理,专库存放,严格防止意外发生。

中药饮片可根据炮制方法进行分类储存,如切制类、加工类、炮炙类等。中成药一般按照剂型的性质特点,结合养护要求进行分类储存。对每种中成药,应根据其标示的储存条件要求,分别储存于冷库(2~10℃)、阴凉库(不高于20℃);常温库(0~30℃),各库房的相对湿度均应保持在35%~75%之间。

(二) 合理堆放

中药堆码是指仓储中药堆垛的形式和方法。合理的中药堆码,既可以利于仓库人身、中药、设备和建筑物安全,又可以充分利用库容,便于收货、出库和中药的在库养护作业。

1. 分类储存,设置标识　中药商品入库以后,应根据各种中药商品的性质、剂型、包装情况、仓库条件、出入库和在库养护操作要求等进行分类储存,并设置货位标识。怕压中药应控制堆放高度,防止包装箱挤压变形。一般中药与特殊管理中药、内服药与外用药应注意分开堆垛;易串味中药以及名称易混淆的中药应分别堆垛,并间隔一定距离或采取有效分隔、识别措施,防止混淆。同时,中药应按类别、品种、批号相对集中堆放,并分开堆码,不同品种或同品种不同批号药品不得混垛,防止发生错发混发事故。

零药库分类存储

2. 利用空间,保证安全　堆放中药时应在不影响通道及防火设备的情况下,充分利用空间,以提高仓容利用率。规范操作,保证人身安全。遵守外包装标识要求,轻拿轻放,防止外包装破损、挤压变形或药品损坏。控制堆放高度,不超过仓库地面负荷能

堆垛要求（与地面间距）

力，保证库房安全。为防止中药变质和错发混发等安全事故，垛与垛、垛与墙、垛与柱、垛与梁、垛与散热器、垛与照明设备、垛与地面都应保持适当距离。

中药堆垛的距离要求具体为：药品与库房内墙、顶、梁、温度调控设备、散热或供暖管道等设施设备间距不小于30cm，与地面间距不小于10cm，垛间距不小于5cm。照明灯具垂直下方不能堆放物料，并且其垂直下方与物料垛的水平间距不少于50cm。仓库内主通道宽度应不小于200cm，辅通道宽度应不少于100cm。

3. 利于收发，方便工作　堆垛要便于先进先出。将入库中药依据先产先出、近效期先出的原则，按生产批号和中药效期分别堆放，不同批号的中药不得混垛。中药堆放位置相对固定，安排层次整齐、清楚，做到既美观又方便工作。包装箱上的品名、批号等内容易于观察和识别，便于仓储管理和质量控制。

二、色标管理

色标管理（合格品区）

按照中药库房管理的实际需要，库房管理区域色标划分的统一标准是：待验药品库（或区）、退货药品库（或区）为黄色；合格药品库（或区）、中药饮片零货称取库（或区）、待发药品库（或区）为绿色；不合格药品库（或区）为红色。三色标牌以底色为准，文字可白色或黑色表示。严防出现色标混乱。

中药质量状态的色标区分标准为：合格药品——绿色；不合格药品——红色；质量状态不明确药品——黄色。

三、"八防"措施

中药库房的"八防"措施包括防尘、防潮、防霉、防污染、防虫、防鸟、防鼠、防火。可采用电猫、挡板、粘鼠板、鼠夹等防鼠工具以及纱窗、门帘、灭蝇灯、吸尘器、除湿机等措施。库房应配置灭火器或灭火水枪。

中药材属易燃品，库房内不准使用碘钨灯和超过60瓦以上的白炽灯等高温照明灯具及各种电器设备。确需使用除湿机等电器设备时，必须采取相应的安全措施。照明设施必须符合安全用电要求，有符合规定要求的消防安全设施。当使用日光灯低温照明灯具和其他防燃型照明灯具时，应当对镇流器采取隔热、散热等防火保护措施，确保安全。照明灯具垂直下方不能堆放物料，其垂直下方与物料垛的水平间距不少于50cm，与库房散热器或供暖管道的间距不小于30cm。此外，仓库电线应定期检查，防止电线老化短路引起火灾。

案例分析

药材仓库发生大火，损失近千万元

某傍晚，在仓库储存药材的陈先生嗅到焦煳味，继而又听到噼噼啪啪的声音，定神一看发现中药材堆上有火苗，火苗附近的电线也在打火，急忙摸黑将电源切断，此时，大火已经蔓延。消防人员接到报警之后很快赶了过来，但着火的9间药材仓库顶盖已经被大火烧塌陷，还出现了爆炸声。经过数小时的扑救，大火才终于被扑灭。然而，百余吨中药材已化为灰烬，损失近千万元。经调查，火灾是因仓库电线老化短路引起，加之药材未严格按照规定要求存放，防火保护措施不到位，致使大火事故的发生。

中药材属易燃品,必须有符合规定要求的消防、安全等设施。当使用日光灯低温照明灯具和其他防燃型照明灯具时,应当对镇流器采取隔热、散热等防火保护措施,并保持规定间距。仓库电线应定期检查,防止电线老化短路引起火灾。对火硝、硫黄、樟脑、海金沙、干漆、松脂等易燃中药材应严格按照相关规定储存保管,包装上应加注“易燃爆中药”字样,单独存放于阴凉干燥处。

火硝、硫黄、樟脑、海金沙、干漆、松脂等中药材十分易燃。其中,火硝、硫黄、海金沙,不仅有燃烧性质,且具有一定的助爆作用。因此,对这些药材应按以下原则储存保管:①单独存放于阴凉干燥处,禁止在高温库房或阳光直射处储存。②离火源较远地方储存。③与电源隔绝,防止雷电袭击造成起火。④禁止重压和摩擦。⑤包装上应加注“易燃易爆中药”字样。

四、中药储存常规检查要求

中药在库储存期间,由于受到外界环境因素的影响,随时都可能出现各种质量变化现象。因此,必须定期进行中药的在库检查,以便采取相应的防护措施,保证中药质量。

(一) 检查的时间和方法

中药养护人员应根据在库中药的性质特点,结合季节气候、储存环境和储存时间等因素,拟定中药检查计划和养护工作计划,并按计划进行养护检查。

1. 入库前严格检查中药数量、含水量、变质情况等。若发现含水量超过安全范围或发霉、虫蛀等现象,需经适当处理后方能入库。

2. 中药入库后要定期检查,并根据气候情况对特殊品种进行不定期检查,发现问题及时处理,以减少损失和防止蔓延。检查的时间类型可分为。

(1) 经常性检查:由保管员在日常工作间隙对库存中药轮番检查,一般要求在1个月内对所保管的中药检查一次。

(2) 不定期检查:一种是配合上级领导部门所组织的临时性检查;另一种是在台风、暴雨、汛期等突然性气候变化的前后,临时检查仓库房屋有无漏水或其他不安全因素,以及露天货垛是否苫盖严密、中药有无损失等情况,并做到边检查边研究解决问题。

(3) 定期性检查:一种是由仓库主管人员定期对在库中药进行全面性检查,了解库存情况,掌握重点养护品种的数量和质量,做到心中有数。另一种是专业养护人员检查,重点是检查在库中药的质量。每年5~9月,是中药仓库防霉保质的重要时期(因温度高、湿度大,害虫繁殖传播快,中药易变质),所以在此期间要组织有经验的养护人员定期、轮番对库存中药进行检查,及时发现变质情况,采取防治措施。

知识拓展

"三三四"药品养护检查法

"三三四"药品养护检查法又称"三三四"药品质量循环检查法，其主要原理为：稳定性是药品质量的重要特征，药品的质量虽然会受到自身及外界因素的影响，但在规定的效期内，在规定的运输、保管、贮藏条件下，药品仍可以保持原有性质，即药品的各项质量指标仍保持在合格范围之内；同时，在库、在店药品又处于一个动态贮存状态（即购进贮存销售动态状态），因此药品养护检查可以设定一定的检查周期，即要养护检查药品但也不必时时检查。

"三三四"药品养护检查法即是根据这一原理，规定每季度（3个月）时间巡查完1次在库、在店药品，即根据库房区域位置及放置药品的数量，将库房分为A、B、C三个区域，A、B、C三个区域位置存放药品分别占总库存的30%、30%、40%左右，第1个月巡查A区域位置的药品，第2个月巡查B区域位置的药品，第3个月巡查完C区域位置的药品，周而复始，每年巡查4次。

3. 对库房的门、窗、通风设备、电器设备等要经常检查，特别是雨季，一旦发现问题应及时报告解决。

（二）检查的内容

1. 一般中药检查的内容　一般中药检查的内容包括：①检查在库中药的外观质量是否发生变化或是否存在异常情况；②检查在库重点养护中药的外观质量是否符合法定质量标准规定；③检查库房温湿度是否符合规定要求，所有在库中药的储存是否符合其质量标准中储存项的规定，中药是否分类存放、货位编号，货垛堆码、货垛间距离等是否符合规定要求；④检查库房是否满足防尘、防潮、防霉、防污染以及防虫、防鼠、防鸟等要求；⑤检查养护用设备、仪器及计量器具等是否运行良好。

2. 重点检查的范围及方法

（1）易虫蛀中药的检查：应检查货垛周围有无虫丝、蛀粉等迹象，然后抽中心或货垛底部拆包开箱检查。在取样检查时先从外表观察，一般虫蛀现象从外观上都能看出，也可采取剖开、折断、打碎、摇动等方法，针对不同中药的主要害虫，最易受害的部位进行深入的检查。

（2）易发霉、泛油中药的检查：要重点检查色泽变化现象和中药是否受潮；可以从药材的质地坚韧程度变化进行分析，特别要检查货垛四周或货包破损药材外露部位；接近墙壁的货包容易受潮，要注意检查；还要检查储存处是否潮湿，货垛的高度是否适当，有无被压受热等现象。

（3）易变色、散气味药材的检查：可先参阅货卡上注明的入库时间，然后选上、中、下部位货包拆件取样观察。若发现货垛中散出气味特别浓，就要考虑商品是否发热或被闷蒸。同时也要注意堆放位置是否合适，易变色散气味药材一般不宜受日光照射，也不宜堆放在容易受潮的地方。

（4）易风化、潮解药材的检查：检查货垛四周的货包有无变形，包装是否潮湿、有无析出的粉状物（风化），要根据储存条件及气候变化情况有目的地检查。在潮湿的储存条件下应多检查货垛的底层，在干燥气候时多检查货垛的上层，在阴雨的天气多抽查外层。储存日期久的还要检查包装是否牢固，防止出库时因包装发脆而破损，使药材遭到损失。

（5）易挥发、升华、熔化药材的检查：检查包装是否完整和有无渗漏、有无气味散失。取样检查时对粘连变形现象要进行分析，并检查储存处所的温度、光照是否会影响商品，不适宜的应按要求及时进行处置。

（6）毒性中药的检查：检查包装有无损坏，密封是否完整。有的含毒药材也容易发霉或生虫，应仔细观察。此类药材应件件称重，有时还要复核拆零的余额重量是否与记账数量相符。同时要注意周围环境，是否会对药材质量有影响。

（7）鲜活药材的检查：检查时应结合季节特点，除初冬严冬要防冻，伏暑要防干外，最忌黄梅季节雨水的浸沾，因为这个季节很容易造成药材腐烂。检查时应注意有无破头、裂皮、黑斑等现象，若茎枝的下部颜色泛黄就是即将枯萎的现象，应先剪除；落叶多是因为受热，所以储存地点应通风凉爽，光照不宜过强。

中药的在库检查，要求做到经常检查与定期检查、员工检查与专职检查、重点检查与全面检查结合进行。

（三）做好检查记录，建立养护档案

养护检查工作应有记录，包括养护检查记录（表4-1）、外观质量检查记录、养护仪器的使用记录以及养护仪器的检查、维修、保养、计量检定记录等。

养护检查记录的内容应包括检查的时间、库房名称、中药货位、中药商品通用名称、剂型、规格、产品批号、生产企业、供货单位、入库时间、生产日期、检查内容、检查结果与处理、检查人员等；当需要抽取样品到验收养护室进行外观质量检查时，应建立中药外观质量检查记录，其内容与中药验收时外观质量检查记录相同；凡进行外观质量检查时，均应同时做好养护仪器的使用记录；养护仪器在检查、维修、保养及计量检定时，应做好相应记录。

表4-1　中药养护检查记录

序号	检查日期	品名	规格	数量	生产企业	有效期	存放地点	外观质量及包装情况	处理意见	检查员

在库中药均应建立中药养护档案（表4-2），特别是重点养护品种的档案。检查中如发现中药有质量异常时，应放置“暂停发货”的黄色标识牌于货位上，并填写“中药质量复查通知单”（表4-3）报告质量管理部门复查处理。中药养护人员应定期分析，每季度汇总并向质量管理部门上报中药养护检查情况和重点养护品种的质量信息，同时，还要结合检查工作不断总结经验，提高在库中药的保管养护工作水平。

表 4-2 中药养护档案

商品名称		通用名称		外文名		有效期	
规格		剂型		批准文号		GMP认证	
生产企业			邮编地址			电话	
用途				建档目的			
质量标准				检验项目			
性状				包装情况	内：		
储存要求					中：		
					外：	体积：	
质量问题摘要	时间	生产批号	质量问题	处理措施	养护员	备注	

表 4-3 中药质量复查通知单

品名		规格		生产企业	
生产批号		数量		存放地点	
有效期					
质量问题： 养护员： 年 月 日					
复查结果： 质量部门： 年 月 日					

第四节 中药养护方法与技术

一、中药基本养护方法与技术

中药养护方法与技术课件

（一）干燥养护

通过措施除去药材中过多的水分，同时可杀死霉菌、害虫及虫卵，起到防治虫、霉，久贮不变质的效果。常用的干燥方法有晒、晾、烘等。对于颗粒较小的中药粉末状药材，还可用微波干燥法或远红外加热干燥法。

1. 曝晒法 也称阳干法，是利用太阳光的热可以使药材散发水分而干燥，同时又利用其紫外线杀死霉菌及虫卵，因此曝晒可达到防霉、治虫的双重目的。

直射阳光的温度有时可达50℃左右，凡曝晒不影响质量的药材，可在日光下直晒。曝晒时应按药材的不同潮湿程度，进行整件或拆件曝晒。但要随时注意药材本身水分是否已降至所需要求，否则过干会引起药材的脆裂，并增加了损耗率。曝晒后根据药材不同性质，分别采取趁热装箱（如枸杞、麦冬等。趁热装箱一是提高初温，有利于杀菌。二是形成一定的蒸汽压力，排除一定量的空气，含氧量降低，抑制氧化反应），或散热后打包、装箱（如白术、党参、羌活、丹皮、怀牛膝等）。

2. 摊晾法　也称阴干法，即将药材置于室内或阴凉处所，使其借温热空气的流动，吹去水分而干燥，适用于芳香性叶类、花类、果皮类等。因为这些药材若用曝晒法会使挥发油损失，或引起质地脆裂、走油、变色等。例如，陈皮水分多时易霉烂，水分少则易干脆而损耗增加；若置于烈日下曝晒则干枯变色，因此，只能用拆包摊晾的方法。又如枣仁、知母、柏子仁、苦杏仁、火麻仁等药材，不宜曝晒，可放于日光不太强的处所或通风阴凉处加以摊晾，以免走油降低质量。

3. 高温烘燥法　对含水量过高而又不能曝晒的药材，或者因为阴雨连绵，无法利用日光曝晒时，可以采用加热增温以驱除水分，所用方法有火盆烘干、烘箱（烘房）烘干与干燥机烘干三种。这种加热干燥的方法适合大多数药材的应用，由于它有效率高、省劳力、省费用，并且不受天气的限制和雨天威胁等优点，目前各药材仓库均有此项设备。此外，加热干燥还能收到杀虫驱霉之效；温度可以任意掌握，不致影响药材质量，因此这是一种很有发展前途的方法。

凡在霉季或雨天要曝晒的品种，均可采用此法烘干，例如：大黄、山药、川芎、千年健、元胡、天门冬、天花粉、白术、白芍、白芷、巴戟、冬虫夏草、防风、当归、贝母、羌活、金果榄、沙参、独活、菖蒲、前胡、常山、苍术、锁阳、泽泻、紫丹参等。

烘干药材时必须掌握烘干的温度、时间及其操作法，一定要根据药材的性质及加工炮制的要求，分别对待，以免影响质量。例如，介虫类药材可用猛火，而花类及果皮类宜用文火。大黄一般约需烘5小时，翻动时应戴手套，避免手汗沾染后使药材颜色变黑；而冬瓜仁、桔梗等可烘3～4小时，火力要弱些，否则会变成黄色。

4. 石灰干燥法　凡药材容易变色，价值贵重，质地娇嫩，容易走油、溢糖而生霉虫蛀，回潮后不宜曝晒或烘干的品种如人参、枸杞、鹿茸等，可采用石灰箱、石灰缸或石灰吸潮袋的干燥法。例如，白糖参经曝晒或火烘后，内含的白糖即溶融外溢，有损质量；怀牛膝曝晒易脆断变色，因此采用石灰箱吸潮较为适合。所放石灰约占灰缸容量高度的1/5～1/6。

5. 木炭干燥法　先将木炭烘干，然后用皮纸包好，夹置于易潮易霉的药材内，可以吸收侵入的水分而防霉虫。使用木炭吸潮有以下的优点：①木炭是一种惰性物质，不会与任何药材发生作用，又无臭气，不致窜味；同时吸潮能力不太强烈，吸湿速度较缓，不会使药材干脆，特别对一些贵重细料药材（如参类），不致失去过多水分而改变原有的特色或是增加额外的损耗。②木炭用皮纸捆扎后由于质地坚固，可以按需要放于药材的上面或下面层，亦可夹在药材中间，使用方便，不仅可由外部吸收湿气，而且也可防止药材包装的内潮发热现象。③木炭价格较低，各地区均可购到；吸湿饱和后，取出加以烘干或曝晒，仍可继续使用，简便而经济。一般可1个月烘干一次，霉季或雨季须根据具体情况，酌情加烘晒次数。

此法不仅在保管中可以使用，而且便于运输中采用，特别在收购时，如药材不够干燥，为运输途中的防霉，利用木炭吸潮很有效。例如，款冬花、红花等在每40kg的包装内夹放木炭1.5～2kg即可。

6. 翻垛通风法 翻垛就是将垛底药材翻到垛面，或堆成通风垛，使热气及水分散发。一般在梅雨季节或发现药材含水量较高时采用之；并可利用电风扇、鼓风机等机械装置加速通风。

7. 密封吸湿法 密封的目的是利用严密的库房及缸、瓶、塑料袋或其他包装器材，将中药密封，使药材与外界空气隔离，尽量减少湿气侵入药材的机会，保持药材原有的水分，以防霉变与虫蛀。但在密封前药材的水分不应超过安全值，且无变质异状存在，否则反易促进霉烂的进行。密封的形式可根据药材的性质和数量，采用密封库、密封垛、密封货架和密封包装等方式。对于贵重药材若能采用无菌真空密封最好。在密封前或封后当库内湿度较高，或因密闭程度不好，外界潮气不断侵入时，则可加入吸湿剂如石灰、氯化钙、硅胶等以吸潮，如此密封和吸湿结合应用，更能增强干燥防虫霉的效果。具体的密封类型有：

（1）密封货柜（货橱）：对于数量不大、比较贵重、收发频繁的零星药材，可以储存于密封货柜中。此柜制作需严密，缝隙用牛皮纸或防潮纸与水玻璃加以表糊，柜内可放置石灰包、硅胶等吸湿剂。

（2）密封坛缸：常用的小口坛或大口缸，木盖除双面表糊外，用粗布或棉花或橡皮加以衬垫，以防外界湿气透入，将适量的吸湿剂（常用石灰）放入坛底，其上放好木架，木架和吸湿剂间应留有适当的距离，以便空气流通。这种容器存放药材，既能吸湿，又能防潮，使含水量过高又不宜曝晒的药材得到干燥。

（3）密封木箱：选用对缝紧密的木箱，待木质充分干燥后，缝隙用油石灰刮平，外层加以油漆，以防漏气。

（4）密封铁桶：利用箱盖衬垫橡皮边的各种圆形铁桶，或长形铁盒盛放药材，启闭方便，存放量较大。

（二）冷藏养护法

采用低温（0℃以上，10℃以下）储存中药，可以有效地防止不宜烘、晒药材的生虫、发霉、变色等变质现象发生。有些贵重中药多采用冷藏法。

夏季梅雨来临时，可将药材储存于冷藏库（温度2～10℃）中，不仅能防霉、防虫，而且毫不影响药材品质，使药材安全度夏。由于此法需要一定的设备，费用较大，故主要用于贵重药材、特别是容易霉蛀的药材以及无其他较好办法保管的药材。例如人参、菊花、山药、陈皮等常用此法；蛤士蟆油容易吸潮生霉，如用水洗刷，当时虽可除去霉斑，但经数小时后仍会回潮；而且日晒变黑，火烘又出现白点，故宜采用冷藏法；又如银耳发霉容易粘连，曝晒会变色，风吹后易失去光泽，亦常用冷藏法保管。

冷藏最好在梅季前进行，并且过了梅季才可出库。如在梅季中由冷藏库发出，亦应从速出售，不宜久藏；同时温度不能低至0℃以下，以免因受冻降低质量。进入冷库的药材的含水量必须是在安全标准范围内；最好用干燥木箱盛装，此箱可用猪血密封箱缝，内衬牛皮纸或沥青纸，以防湿气的侵入。

（三）埋藏养护法

1. 石灰埋藏法 适于肉性和部分昆虫类药材，如刺猬皮、熊掌、蛲螂虫等，因其在夏季稍遇湿气，容易走油变味，腐烂败坏。方法是用大小适宜的缸或木箱，先用双层纸将药材包好，注明名称，然后置入，用石灰恰好埋没所贮药材为度。如数量较少，可将几种药材同贮之。

2. 砂子埋藏法　适于少数完整药材如党参、怀牛膝、板蓝根、白芷、山药等，目的是为了隔绝外界湿气侵入，防止生虫发霉。容器用缸或木箱，砂子应充分干燥后使用。容器底部先用砂子铺平，再将药材分层平放，每层均撒盖砂子，砂子厚度约 4 ~ 7cm，但容器上下和四周砂子应稍厚些，7 ~ 13cm 即可。储存容器应置于干燥通风处，如能垫高最好。

3. 糠壳埋藏法　利用麦糠的隔潮性能，将药材埋入糠中，使外界湿气不致侵入，保持药材干燥，亦可避免虫蛀霉变。如阿胶、鹿角胶、龟板胶等，用油纸包好后，埋入谷糠内可防止软化或碎裂；党参、白芷等埋入谷糠中不致霉坏。

4. 地下室储存法　地下室储存中药，由于气温较低，不直接受到阳光照射，气候较干燥，对于那些怕光、怕热、怕风、怕潮、怕冻的药物有着一定的养护作用。

因为地下室具有冬暖夏凉的特点，气温比较恒定，故在地下室储存中药材时，尽管有时购进的药材饮片难免因湿度太大或质劣易引起霉变，但在地下室及时摊开稍晾，不会造成霉变或质变。另外对于那些怕光、怕热、怕冻的一些药材，如薄荷、细辛、荆芥、当归、川芎、木香等含挥发油的药材，可避免阳光照射产生变色“走油”现象。又如玫瑰花、月季花、柏子仁、枣仁、杏仁、火麻仁、鸡内金、土鳖虫等含芳香及油脂性大的药材，在强光下照射或气温太高，容易氧化分解变色，油质外溢，而在地下室由于温度较低可避免以上弊病。有些盐炙的药物，如车前子、知母、巴戟天、益智仁等，很容易吸收空气中的水分而变潮，或因温度过高使盐分从药物表面析出，而在地下室储存这类药物不会出现以上情况。再如，每年 6 ~ 8 月，某些药物最易被虫、霉为害，如枸杞子、大枣、龙眼肉、苡米仁、瓜蒌、杏仁、桃仁、郁李仁、山栀等。而在地下室存放一般不生虫，甚至存放几年也未生虫。甚至有时在刚购进的此类药物发现有虫卵时，稍经处理后存放地下室库，并适当的放些花椒或与辛辣、具有特殊气味的药物，如肉桂、丁香、草果、豆蔻、八角茴香、苍术、千年健、荆芥、薄荷、花椒、细辛等药交叉放置也不会生虫。但是当从地下室提至地面二级库时往往 1 周就发现生虫现象。尤其有些药物是加蜂蜜炮制过的，如甘草、黄芪、款冬花、紫菀、百部、枇杷叶等经炮制后，糖分大，特别易受温度和湿度的影响，每当夏季从地下室提至地面库时，由于地面温度过高，常常发现转软或黏结成团，甚至有黏丝、易生虫的现象，而在地下室存放这类药物从未发现此种情况。

在中药的储存过程中，影响中药质变最典型的是虫害和霉变，由于地下室库房一般气温比较低，既干燥又不受任何外界因素的影响，使中药材不易吸潮、霉变、氧化、分解。故地下室储存中药是天然的有利场所，比较经济适用，宜在干旱地区推广。但是地下室作为储存中药的场所还存在一定的缺点，如须安装空调机组及其他换气通风设备，以便在气候突变的情况下有计划地适当调好室内空气，达到消毒、灭菌的目的。

课堂互动

试比较地下室贮藏法与冷藏养护的不同。

（四）醇闷养护法

醇闷法是根据害虫对乙醇气味的敏感，在密闭的条件下形成不利于害虫生长繁殖的环境，从而达到防治虫害的目的。例如在两个30ml的玻璃瓶内务放置赤毛皮蠹成虫及细虫若干条，一个进行耐缺氧试验，一个进行乙醇敏感试验。36小时后，耐缺氧试验的害虫无一死亡，而进行乙醇敏感试验的害虫无一成活。可见赤毛皮蠹无论成虫还是幼虫，对乙醇气味十分敏感。

1. 方法　在广口玻璃瓶内装浓度为95%的药用乙醇，用双层纱布将广口瓶外口扎固，放入容器底部，然后放入药材密封共贮。数量较多的药材，可选择较大的密封容器，直接倒入乙醇。乙醇用量一般为3%（V/V）。在乙醇液中放一只托架，托架上放一只垫子，使乙醇液面与垫子保持一定距离，再将药材放到垫子上密封共贮。取药时，可迅速开启密封盖子，取出所需量的药材后，立即覆盖密封，可如此反复，直到容器内的药材用完。在此过程中无需添加乙醇。

2. 醇闷储存法的优点　醇闷法的特点是适应面广，简便易行，时效较长；乙醇易挥发，很少残留在药材中，不改变药物的性味。无论是数量大小，均可采用。且于无乙醇的情况下，可用酒来代替95%的药用乙醇。即用酒与中药同贮后，利用酒味缓缓挥发来防止虫蛀。例如将含淀粉、蛋白质丰富，且易生虫的米仁与啤酒（10kg米仁用啤酒120ml）拌匀，密闭20分钟，置阴凉通风处自然晾干存放，效果颇佳。动物类药装入罐子里，再放入除去外包装的含酒味的伤湿止痛膏适量同贮，同样会起到很好的防蛀效果。

（五）定期拌盘法

做好中药的养护工作，确立预防为主，防治结合的保管原则，采取各种有效措施，是保证药物质量的重要环节之一。近代，有关中药储存保管的新技术、新方法正逐步推广运用，如远红外线加热干燥、微波干燥、气调储存、气氧保管等。由于基层乡镇医院条件有限，中药储存保管大多须沿用传统的方法。比如运用定期拌盘中药的方法，结合光曝晒、摊晾、拣、簸、筛、扬，以及淘、洗、刷、剔等，能较好地防止药材的发霉、虫蛀等变异现象的发生。现将具体方法介绍如下。

1. 拌盘方法　拌盘方法分堆积拌盘和装袋拌盘两种。堆积拌盘法是将药物倒入簸箕、盘篮等敞口容器内，结合搓揉进行拌和。量少的可采取集中型的整体拌和法拌盘，量大的则选用蚕食型的逐级（过）拌和法拌盘。装袋拌盘法是将药物盛装于布袋或小麻袋内，药物的数量以袋容量的一半为宜，最多不超过袋子容纳量的三分之二，否则就不利操作，效果也欠佳。装袋后扎紧袋口，然后拉住底部两角，上下轮换着翻转，纵横着地揉搓，反复数次即可。两种拌盘方法各有优缺点，堆积拌盘法有利于检查药物的外观质量，对药物的破损程度小，但操作费时，效率不高；装袋拌盘法简便易行，工效高，但若操作不当，易将药物擦破挤碎，因此不适用于花类、叶类及某些动物类质地松脆的药物。

2. 适应种类　定期拌盘法适应范围较广，除矿物类、贝壳类、树脂类外，其他各类药物大多可适用，对富含淀粉的根与根茎类，以及果实、种子类尤为适用。

3. 间隔时间　拌盘的间隔时间应按药物的品种而定。如易霉的牛膝、桑寄生、玉竹、黄精，易蛀的白芷、花粉、芡实、枣仁等，间隔的时间就必须短一些，一般以5～7天拌盘1次为宜。花类、全草类可10天左右拌盘1次；根与根茎类以及皮类、木类的药物半个月1次。另外,5～10月温度高、湿度大的季节与11月至次年4月低温干燥季节的相隔时间可以适当的缩短或延长。总之,要灵活掌握,做到勤检查,早防治,以药物不受损失为其原则。

4. 注意事项　拌盘时操作要轻,以免揉碎药物。同一品种的药物,由于原药材的分布点不同,所以饮片的规格也就不一样,且同一规格的饮片,难免存在整碎之别,故拌盘时尽量拌和搅匀。在拌盘中还必须仔细检查药物的外观质量,鉴别有否异常现象,以便及时采取相应措施,对每次所拌过的品种要认真做好记载,以便准确掌握定期拌盘的间隔时间。

5. 定期拌盘中药的作用　①通过拌盘时的摩擦撞动,合而分、分而合,结合日光曝晒,能极有效地灭除残留在药物中的害虫虫卵,以除后患。②经拌盘后,使不同规格的同一品种药物分布均匀一致。以当归为例,处方中的全当归应由归头、归身、归尾共同组成,平时调配时,稍不注意,就会先用去归身,继之归头,而留在下层底部的多为归尾,通过拌盘后,三者的分布面就相对均匀多了,避免了先撮整饮片后抓碎饮片的弊端,从而达到全当归的应具效能。③通过拌盘,结合筛、簸、拣、扬,可去除屑末尘灰,使药物更趋于纯净,并能及时发现药物是否出现异常。

课堂互动

拌盘方法分为哪两种?各有何特点?如果操作?为什么不同品种的药材,其拌盘的周期不同?

(六)无污染药材对抗同贮养护

对抗同贮也称异性对抗驱虫养护,是利用不同品种的药材所散发的特殊气味、吸潮性能或特有驱虫去霉化学成分来防止另一种药材发生虫、霉变质等现象的1种储存养护方法。简言之,即是利用不同性能的中药具有相互制约虫害的作用来进行药材储存保管的一种养护方法。其作用机理均是运用一些有特殊气味,能起驱虫去霉作用的药材(或植物及其他物品)与易生虫发霉的药材一起同放共存,从而达到防止药材生虫霉变的目的,这实际上也就是相当于现代生物防治中类似以虫治虫,以药(药材)治药(药材“病”)的一种形式。

经试验研究,常见的对人畜无毒害而能防治仓贮药材及粮食害虫的植物、矿物、食物和中药材均有不少,如灵香草、除虫菊、天名精、闹羊花、吴茱萸、花椒(叶、果)、柑橘(皮、核)、柚皮、黑胡椒、野蒿、辣蓼、大蒜、苦楝、山苍子(油)、臭椿、千里光、算盘珠、姜粉、干辣椒、黄豆粉、茶油、油茶麸、花生油、菜子油等;此外,草木灰、灶心土、生石灰、硫黄、酒精、高度酒、甲鱼板、螃蟹壳、干海带等也有一定的防霉驱虫效果。利用这些药材、植物等物品来防治仓贮害虫,一般有混入同贮法、层积共藏法、垫底覆盖包围法、拌入密闭储存法和喷雾撒粉等方法。无论采用哪一种对抗同贮法来防治仓虫(霉),一定要实施于药材被蛀发霉以前,而不宜在其后进行,这样才能收到良好的防虫效果。鉴于我国能驱虫防霉的中药材等资源种类较多,且应用时无需其他特殊外加条件,各地可因地制宜灵活选用。

课堂互动

常见的中药对抗储存品种有哪些？

1. 泽泻、山药与丹皮同贮防虫保色　泽泻和山药易生虫，丹皮易变色，若三者交互层层存放，或泽泻与山药各分别与丹皮储存在一起，既可防止泽泻、山药生虫，又可防止丹皮变色。

2. 藏红花防冬虫夏草生虫　藏红花与冬虫夏草同贮于低温干燥的地方，可使冬虫夏草久贮不坏。此外，冬虫夏草在装箱时，先于箱内底端置放用纸包好的木炭，再放些碎丹皮，然后在其上放冬虫夏草并密封，即可防止霉蛀的发生。如果能在装箱前，先将冬虫夏草按0.5kg分件用纸封包，再将包件层层堆叠装箱，并于每一堆层之间撒上一薄层石灰粉，直至箱满，最顶一层同样覆撒石灰粉盖严密封，其防潮防虫的效果更好。

3. 蜜拌桂圆、肉桂保味色　桂圆肉（龙眼肉）富含糖类、蛋白质和脂肪，在高温梅雨季节极易发霉生虫与变色。可将晒至干爽不粘手的桂圆放进干净的容器中，并加适量的蜂蜜拌匀，然后倒入洁净的陶瓷缸内密封好置阴凉干燥处储存。用此法储存保管桂圆肉能安全度过两个夏季，且色味完好。同理，在容器的底部盛放一碗蜂蜜，然后放上带孔的隔板，将肉桂置于隔板上加盖保存，这种储存养护，可保持肉桂色、香、味不变。

4. 大蒜防芡实、薏苡仁生虫　芡实和薏苡仁含丰富的淀粉，在储存保管中极易遭虫害。如果在药材中加入适量用纸包好的生大蒜瓣（并于纸包上扎刺一些小孔洞，使大蒜挥发的气味得以扩散），即可起到良好的防虫效果。其做法是将药材与生大蒜按20∶1的比例拌匀，装入缸内盖严存放。此外，大蒜头与土鳖虫、斑蝥、全蝎、僵蚕等虫类药材同贮，即能使这些虫类药材不易生虫。

5. 细辛、花椒护鹿茸　鹿茸虽为传统贵重中药材，但易生虫难保管。若在锯茸后将细辛碾末调成糊状，涂在锯口和有裂缝或边缘处，再烤干，置于密闭的木箱内（尤以樟木箱最好），且在箱内撒些樟脑或细辛，盖严密封后置阴凉干燥处储存，按此保存的鹿茸则不会生虫。此外，花椒与鹿茸同贮也能防虫。方法是取鹿茸装入盒子内，盒底铺一层花椒，封好盖存放，这样保管的鹿茸同样不生虫不变颜色。

6. 姜防蜂蜜“涌潮”　传统中药蜂蜜于夏季易发酵上涌，俗称“涌潮”。为了防止这种劣变现象，可将生姜洗净，凉干水分后切片撒于蜂蜜上（每100kg蜂蜜用姜2～3kg），盖严封紧即可防止蜂蜜发酵“涌潮”。若事先未用此法，即使蜂蜜已产生“涌潮”现象，同样也可用生姜压汁滴入蜂蜜内使“涌潮”下落，并且再于蜜上撒放些姜片盖严置阴凉处储存，仍可防止“涌潮”再起。

7. 毕澄茄驱除黄曲霉素　现代科学研究证明，黄曲霉毒素是诱发人体癌症的罪魁祸首，为了防治黄曲霉素的污染危害，可用毕澄茄（即山苍子）芳香油来驱除药材和食品中的黄曲霉及其他霉菌，均有较好的防治效果。另外1/1000剂量的山苍子芳香油来熏蒸杀虫，效果也很好。除采用上述现代芳香油新技术以外，也可采用旧传统方法直接用山苍子（果实）来防虫。做法是将药材顺序放进木箱或铁桶中，同时在容器四角和上下放适量的山苍子（用纸包好），然后将容器四周缝隙用血料封严，置阴凉干燥处储存，这对防治易生虫的蕲蛇、乌梢蛇、金钱蛇以及各种虫类药材的防虫霉蛀的效果十分理想。另外，与山苍子具同样效用的花椒也可广泛利用其辛辣气味来防止有腥味的肉质蛇类及其他药材的生虫发霉，方法同上述的山苍子防虫，而且还可将花椒直接洒在被贮药材上。

8. 当归防麝香走气色　取麝香和当归各 0.5～1.0kg 分件用纸一起包好，然后一件一件地依顺序装入瓷罐内，盖口密封好，置干燥处保存。这样储存的麝香既不变色也不走香气。此法忌用火烤日晒，以防变色和失去香气。

9. 酒蒜养护土鳖虫　先在储存土鳖虫的箱底四角与中间各分别放上用纸包好具强烈气味的大蒜 1～2 个（剥去外皮，纸包后分散扎刺若干小孔，以利蒜味自然散发），再装进约 10cm 厚的土鳖虫，其上喷洒适量的白酒或酒精，再放一层土鳖虫盖住，然后铺上一层草纸，纸上面重新放大蒜、白酒或酒精和土鳖虫，如此反复依次一层层地装箱，直至装满箱的顶部，最后将箱盖严密封紧即可。按此包装储存的土鳖虫即不发霉生虫。

10. 蜈蚣、蛤蚧与伤湿止痛膏同存　包装前将蛤蚧、蜈蚣晒一天，待余热凉散后装入有盖的瓷罐里（不能趁热装罐），且在盛装的过程中相隔放进除去外包装的伤湿止痛膏适量共同存放，若储存过程中需取用，则每天启开拿取后即刻盖封好，按此养护可避免蜈蚣、蛤蚧生虫发霉。此法尚适用于白花蛇、蕲蛇、乌梢蛇等的胆的储存保管。

知识链接

硫 磺 熏 蒸

硫磺熏蒸中药材是以硫磺燃烧生成的二氧化硫（SO_2）气体直接杀死药材内部的害虫，抑制细菌、霉菌的活性。同时，二氧化硫是一种较强的还原剂，能漂白和阻止某些变色的化学反应发生，使饮片色泽明艳。熏硫方法简单、实用、有效，在传统的中药材加工中常用，在食品领域也有较广泛的应用。但硫磺过度熏蒸会对中药材及饮片质量产生影响，可能存在潜在的安全风险，国家禁止以外观漂白为目的对药材进行硫磺熏蒸。为加强监管，防止滥用，2015 年版《中国药典》中在二氧化硫残留方面，根据中药材产地传统加工的实际情况，参考对食品和农副产品规定的二氧化硫限量标准，分别制定了中药材二氧化硫限量标准：中药材及饮片（除矿物药外）二氧化硫残留量不得超过 150mg/kg；山药、牛膝、粉葛、天冬、天麻、天花粉、白及、白芍、白术、党参等 10 味产地加工传统采用硫磺熏蒸的药材及其饮片二氧化硫残留量不得超过 400mg/kg；但山药片（饮片）二氧化硫残留量为 10mg/kg。

二、现代中药养护技术

（一）气调养护

气调养护法是指在密闭条件下，人为调整空气的组成，造成低氧的环境，抑制害虫和微生物的生长繁殖及药材自身的氧化反应，以保持中药品质的一种方法。该方法可杀虫、防霉，还可在高温季节里，有效地防止走油、变色、变味等现象的发生，费用少，无残毒，无公害，是一项科学而经济的技术。

1. 气调养护的概念及原理　所谓“气调”，即“空气组成的调整管理”的简称。用气调方法对贮藏商品的养护，叫作“气调养护”，也叫作“气调储存”。在国外，又简称为"CA 储存"，是英语 Controled Atmosphere 的缩写，词义是"空气控制"。

气调养护的原理是将药材置于密闭的容积内，对影响药材质变的空气中的氧浓度进行有效的控制，人为地造成低氧状态，或人为地造成高浓度的二氧化碳（CO_2）状态。药材在这样的环境中，新的害虫不能产生和侵入。原有的害虫窒息或中毒死亡，微生物的繁殖及药材自身呼吸需要的氧气都受到了抑制，并且阻隔了潮湿空气对药材的影响，从而保证了被储存的中药品质稳定，防止了药材的质变。

2. 气调养护的密闭技术　开展气调养护的基本条件是密闭。不具备对气体能达到密闭的任何仓容或别的储存容体（如塑料薄膜罩帐），都不能使气调养护顺利进行。从形式上讲，密闭包含了密封的内容，但密封并不等于密闭。从性质上讲，密闭比密封严格得多，两者在要求上有区别。如一般用化学、吸潮、冷冻等养护的密封库或储存容器，根本不能密封气体，对气体不具有密闭的性能，故把气调的密封形式叫作"密闭"，以便与一般所指的密封相区别。气调的密闭方式主要分地下和地上两种形式（水下极少施行）。目前国内多采取地上密闭法。地上密闭按性质又分硬质结构和软质结构的不同。在药材系统，软质结构目前多用塑料薄膜罩帐，硬质结构是利用库房改建为气调密闭库。

3. 气调养护的降 O_2 技术　施行气调养护中药的基本手段，是在密闭的基础上改变气体成分，使 O_2 浓度降低而稳定，从而达到防霉杀虫的养护效果。即使以高浓度的 CO_2 气体置换，也会使 O_2 浓度有很大的降低。故可以说气调养护的中心环节，实际上是降 O_2。降 O_2 是气调养护药材技术性较强的一项工作，要求操作严格。目前中药系统采用的气调方法主要有充 N_2 降 O_2、充 CO_2 降 O_2 和自然降 O_2 三种。

一般 O_2 浓度在 8% 以下能防虫，2% 以下能使害虫脱氧窒息死亡，1% 以下能加快害虫死亡速度，0.5% 以下可以杀螨和抑菌。

所谓自然降氧（O_2），是在密闭的条件下，利用中药本身、微生物、仓虫等呼吸作用，使含 O_2 量下降，CO_2 上升，造成霉菌和害虫的恶劣环境，在缺氧状态下害虫窒息死亡，微生物受到抑制，从而达到安全储存中药的目的。采用这种方法养护中药，投资少，方法简便，不仅能防虫防霉，也能达到良好的杀虫效果。

课堂互动

气调养护有哪些优缺点？应注意什么问题？

（二）远红外加热干燥养护

远红外加热干燥是 20 世纪 70 年代发展起来的一项养护新技术。干燥的原理是电能转变为远红外辐射出去，被干燥物体的分子吸收后产生共振，引起分子、原子的振动和转动，导致物体变热，经过热扩散、蒸发现象或化学变化，最终达到干燥的目的。药材、饮片及中成药均需要干燥，干燥则要消耗大量电能，采用远红外干燥可以节电 20% ~50%，效果很好。

红外线介于可见光和微波之间，是一种波长为 0.72 ~1000nm 范围的电磁波，一般将 5.6 ~1000nm 区域的红外线称为远红外线，而将 5.6nm 以下的称为近红外线。目前用作辐射远红外线的物质主要是由金属氧化物如氧化钴、氧化锆、氧化铁等的混合物构成的,用这些物质制成的远红外辐射元件能产生 2 ~ 15nm 以上直至 50nm 的远红外线。

远红外线加热干燥具有如下优点:

1. 干燥快,脱水率高。干燥时间一般为近红外干燥的一半,为热风干燥的十分之一。物料内部温度上升极快。例如热风干燥饮片为 6 ~8 小时,水泛为 6 ~10 小时,而远红外干燥只需时分别为 10 ~20 分钟及 16 ~20 分钟。又如电热烘箱(箱内温度 80℃)对饮片女贞子、党参、菊花干燥 20 分钟,脱水率分别为 5. 05%、5. 78% 及 8. 86%;而用远红外线烘箱干燥为 10 分钟,脱水率分别为 6. 55%、4. 88% 及 4. 36%(菊花烘干时间为 5 分钟)。

2. 提高药材质量。远红外干燥可做到表里同时干燥,避免原加热方式的外焦内湿现象。而且药物是在密闭箱内进行干燥的,受大气中杂菌污染的机会大为降低,具有较高的杀菌、杀虫及灭卵能力。例如,开胸顺气丸用热风干燥含有杂菌 400 个/g;若用远红外干燥则含 170 个/g。同时避免了火力烘干烟气中所含的有害物质对药材的污染,有利于储存。

3. 节能省电成本低。远红外加热干燥比电热丝加热干燥至少节约电能达 50% 以上。如糖衣回转锅内将电热丝改用远红外辐射加热,节约电能可达 75% ~100%,成本也随之降低。

4. 设备简单造价低。远红外干燥的烘道一般可缩短 50% ~90%,干燥机与热风烘房相比占地面积小,设备结构简单,管理维修方便。

5. 有利自动化,减轻劳力。目前使用的热风烘房,质量无保证,劳动强度大。若采用远红外干燥机,可使加料、干燥、出料全部机械化,又不受气候的影响,既减少人力,又提高了生产效率。

诚然,远红外干燥也并非万能。比如,凡不易吸收远红外线的药材或太厚(大于 10mm)的药材,均不宜用远红外辐射干燥。

(三)微波干燥养护

中药微波加热干燥是从 60 年代起迅速发展起来的一项新技术。微波是指频率为 300 ~300 000MHz、波长为 1m ~1mm 的高频电磁波。目前我国生产的微波加热成套设备有 915MHz 和 2450MHz 两个频率。微波干燥实际上是一种感应加热和介质加热,药材中的水和脂肪等能不同程度地吸收微波能量,并把它转变为热量。微波加热设备主要由直流电源、微波管、连接波导、加热器及冷却系统等组成。

微波干燥的优点:①干燥速度快、时间短。因微波能深入物料的内部,不是依靠物料本身的热传导,故只需常规方法的 1/10—1/100 时间就可完成加热过程。②加热均匀。由于微波加热不是从外部热源加进去的,而是在加热物内部直接产生,故尽管被加热物料形状复杂,加热也是均匀的,不会引起外焦内生、表面硬化等现象。③产品质量高。由于时间短,水分吸热量大而排出,物料本身吸热量少,不会过热,因此能保持原有的色香味,有效成分破坏也较少,有利于提高产品质量。且具有消毒、杀灭虫霉的作用。④热效率高。由于热量直接来自干燥物内部,因此热量在周围大气中损耗极少。⑤反应灵敏。常规的加热方法如电热、蒸汽、热空气等,达到一定温度需要预热一段时间,而停止加热时,温度下降又需较长时间。采用微波干燥在开机 5 分钟后即可正常运转,而且自动控制容易。

(四) 气幕防潮养护

气幕亦称气帘或气闸,是用于装在药材仓库房门上,配合自动门以防止库内冷空气排出库外、库外热空气又侵入库内的装置,进而达到防潮的目的。因为仓库内外空气不能对流,这就减少湿热空气对库内较冷的墙、柱、地坪等处形成"水淞"(即结露)的现象,从而保持仓贮药材的干燥,防止中药霉变。

经试验,虽在梅雨季节,库内相对湿度及温度均相当稳定,这表明气幕可以阻止和减轻库外潮湿空气对库内药材的影响,从而能够起到防潮养护作用。当然,库门安装这种气幕装置,先决条件是库房结构要严密,外界空气无侵入的孔隙,否则效果亦不佳。因为气幕只能在开门作业时起到防护作用,却没有吸湿作用。必要时仍需配合除湿机使用。

(五) 除氧剂封存养护技术

除氧剂包装封存养护技术是继真空包装、充气包装之后发展起来一种商品包装的储存新技术。除氧剂是由经过特殊处理的活性铁粉制得的化学物质,它和空气中 O_2 接触就起化学反应,达到除 O_2 的目的。将这种活性铁粉制成颗粒状、片状,并把它们包装于一定规格的透气的特制纸袋中,把这种小包装的除氧剂和需要保管的物资封装在密封的容器中就能保证药材物品不长霉、不生虫、不变质。

除氧剂封存养护中药的优点:①效果可靠。能防止因霉菌、害虫的滋生而引起仓贮药材等物品的腐败变质,还能防止物品氧化变色。②操作简便。不需要真空包装、充气封存之类的设备,操作简单,使用方便。③性能安全。除氧剂无毒,也不与药材物品直接接触,无污染、无公害。

除氧剂使用注意事项如下:

1. 除氧剂的外包装打开后就开始吸 O_2,故应在规定时间内用完,一次使用后,不要再次使用。

2. 除氧剂沾上油和水,吸 O_2 能力就会下降,使用时要加以注意。

3. 暂不使用的除氧剂保存于冷暗干燥处,以延长其使用寿命。

(六) 辐照防霉除虫养护

应用 ^{60}Co 等放射性核素产生的 γ 射线或以电子加速器产生的高能电子束或转换成的 X 射线辐照药材与物质时,附着在物质上的霉菌、害虫吸收放射能和电荷,很快引起分子电离,从而产生自由基。这种自由基经由分子内或分子间的反应过程诱发射线化学的各种过程,使机体内的水、蛋白质、核酸、脂肪和碳水化合物等发生不可逆变化,导致生物酶失活,生理生化反应延缓或停止,新陈代谢中断,霉菌和害虫死亡,故能有效地保护药材和物质的品质,相对地延长储存期。

辐照灭菌应用于传统中药的灭菌历史尚短,如采用辐照灭菌,应针对辐照灭菌对产品质量、稳定性、生物学性质等方面的影响进行全面研究和评估,通过提供的研究资料说明采用辐照灭菌的必要性、科学性和合理性。辐照剂量建议尽可能采用低剂量辐照灭菌,中药最大总体平均辐照剂量原则上不超过 10kGy。紫菀、锦灯笼、乳香、天竺黄、补骨脂等药材建议辐照剂量不超过 3kGy。龙胆、秦艽药材不得辐照。

辐射养护法的优点:①用射线处理效率高,效果显著;②不破坏药材外形;③不会有残留放射性和感生放射性;④在不超过 10kGy 的剂量下,不会产生毒性物质和致癌物质。

此外，还有环氧乙烷防霉、蒸气加热、中药挥发油熏蒸防霉、无菌包装等中药养护新技术。

第五节　各类中药储存与养护

一、中药材储存与养护

中药材的储存与养护是中药采摘、加工后的一个重要环节。优良的储存条件、适当的保管方法能保证中药材的质量达到最优。如果中药材储存与养护的方法不当，会产生虫蛀、发霉、泛油、变色等变质现象，影响到用药的有效性和安全性。

易虫蛀中药材储存与养护课件

（一）易虫蛀中药材储存与养护

1. 易虫蛀的中药材品种　一般含淀粉、蛋白质、脂肪油、糖类及蛇类或动物类等中药材易虫蛀，同时该类中药材也是霉菌的培养基，易霉变。

（1）根及根茎类中药：最易生虫的有独活、白芷、防风、川芎、藁本、泽泻、藕节、川乌、草乌、前胡、南沙参、莪术、山药、黄芪、当归、党参、板蓝根、苎麻根、白附子、贝母、天南星、半夏、郁金、甘草、桔梗、天花粉、防己、明党参、姜、仙茅、北沙参、白蔹等。一般的有甘遂、射干、巴戟天、北柴胡、山豆根、光慈菇、何首乌、地榆、乌药、节菖蒲、三棱、升麻等。

虫蛀前后桔梗

（2）藤木皮类中药：易生虫的有鸡血藤、海风藤、青风藤、桑白皮等；一般的有黄柏、椿皮、寄生、桂枝等。

（3）花类中药：易生虫的有款冬花、菊花、金银花、凌霄花、闹羊花、芫花、蒲黄。

（4）果实及种子类中药：易生虫有的金樱子、川楝子、无花果、猪牙皂、红豆蔻、预知子、麦芽、谷芽、浮小麦、胖大海；枸杞子、瓜蒌、芡实、薏苡仁、莲子、佛手、香橼、槐角、橘红、陈皮、山楂、枳实、枳壳、娑罗子、酸枣仁、木瓜、白扁豆等。

（5）动物类药材：易生虫的有乌梢蛇、土鳖虫、蛤蚧、穿山甲、地龙、斑蝥、蕲蛇、蟾酥、刺猬皮、鹿筋、鸡内金、海马等。

（6）藻菌类中药：易生虫的有冬虫夏草、茯苓、灵芝、银耳等。

2. 中药材虫蛀检查方法　中药材检查是否虫蛀时要逐个货位、逐个品种进行。首先检视仓间环境和药垛表面，对易虫蛀中药的检查应注意货垛周围有无虫丝、蛀粉等，然后抽中心或底部拆包、开箱检查。取样检查时应先从外表观察，检查药材表面，或采取摇晃、敲打、折断、打碎、剖开等方法，针对不同中药最易受害的部位进行检查。

知识拓展

仓虫习性与中药虫蛀检查

蛾类幼虫常在药垛表面吐丝，形成一层丝状薄膜。蛾类成虫喜在明亮处迁飞，如某药垛四周蛾类成虫密集，应重点检查该垛。甲虫类喜阴暗，常在药垛下层或背光处匿藏。仓虫藏匿及易虫蛀部位为主根、分叉、裂隙、擦伤破损处。药垛缝隙间的蜘蛛网上常粘有个体较小仓虫，药垛地面、四周的粉尘碎屑中常有仓虫匿藏，用力敲打垛体下层和背光下角，有蛀粉或仓虫落下。

（1）根及根茎类中药材虫蛀情况的检查：蛀蚀根及根茎类药材的仓虫虫种较多，不仅幼虫、成虫都能危害，有的还能在储运期间衍生繁殖，危害性大。质地坚实的药材，害虫蛀蚀较缓慢，外表有明显蛀孔，如莪术、三棱、白芍、金果榄等。质地疏松含有多量淀粉的药材，被蛀后发展快，如白芷、山药、天花粉、泽泻等。

根及根茎类药材的分叉、主根、裂隙、擦伤破损处，常是仓虫藏匿或是最先蛀蚀之处，故可根据害虫虫蛀部位、方式，以及药材的形态、性质，采取折断、打碎、剖开、敲打、摇晃或滚动等方式进行检查。圆柱状药材一般外表都有皮层保护，仓虫蛀蚀多在两端或周围裂隙伤痕处然后向内发展，如牛膝、赤芍等。当归、独活、党参等蛀蚀从主根头部开始，然后逐渐蔓延至支根或全体。人参虫蛀易发生在主根上部及根茎处。三七支根折断处易蛀，且蛀孔很小，须仔细检查才能发现。防己、大黄等根条长或块根较大，质地坚硬的药材可用力敲打视其有无蛀粉或虫体落下。甘草、黄芪受蛀后外表不易发现，当两端出现白色粉点时，内部已被蛀蚀，甚者仅留根皮。前胡、泽泻、藕节等中药先在表面伤痕、裂隙处蛀蚀，最后进入内部危害，甚者被蛀成许多孔道，只剩下皮层。天麻、延胡索、太子参、明党参、郁金、玉竹等药材，采收加工时若蒸煮不透，中心部淀粉质尚未糊化则易生虫。葛根虫蛀多从两端切断面开始，继而逐渐蛀入其中，并在其内发育繁殖。被害较轻时，外表难以发现，但用力敲振即能见到虫粉。危害严重时，不仅被蛀成众多小孔，绵毛样纤维也被破坏。

（2）藤木皮类中药材虫蛀情况的检查：首乌藤、海风藤、鸡血藤等仓虫从茎枝内部纵穿蛀蚀，表面仅见小蛀孔，但经敲击振动或折断，则有蛀粉或仓虫落下。木通、鸡血藤等中药材害虫在内部危害。黄柏虫蛀常在皮内层或断裂处发生，或在两片相叠处或厚树皮的中间出现蛀痕。松节、桑枝虫蛀发生于皮木之间，只有折断或敲击才能发现虫迹。椿皮质松，被蛀后蛀迹遍及全体。槲寄生的茎枝易蛀，桂枝木部易生虫。桑白皮薄的不易生虫，厚的易蛀。

（3）花类中药材虫蛀情况的检查：花类药材陈货比新货易生虫，如蒲黄新货不易生虫，陈货易生虫。潮软的花类药材比干燥的花类药材易生虫，若发现花朵变软、颜色黯淡、散瓣碎屑多的则必须细致检查。因花类中药虫蛀部位一般多在花冠或花蕊处，如金银花、闹羊花、芫花、玫瑰花、月季花等，检查时可根据不同花型采取展开、抖动、筛簸等方法重点检查花冠、花蕊处。

由于花类药材的品种、产地、加工方法以及储存时间等不同，它们的生虫程度也不完全相同。如菊花蒸制过的就不易生虫，而晾干和烘干的则比较容易生虫，且多在花序中心危害。花类药材生虫时的外观表现各不相同。呈朵状开放的花，生虫时一般多从花蕊部位开始，重瓣花仓虫常潜伏在皱缩的花瓣内，如月季花、玫瑰花、山茶花等；款冬花生虫后，苞片碎落，苞片缝隙处有棉絮状细丝，花朵粘连；槐花（米）、金银花生虫，蛀孔很小，不易发现，严重时能将花苞体蛀空，仅留外表部。或被蛾类幼虫吐丝缠绕，匿伏为害；蒲黄、莲须、红花生虫多在包装四周吐丝缠绕，粘连成串。

花类药材生虫的部位不同。木槿花、芙蓉花多在花瓣和花蕊处生虫；闹羊花、凌霄花、金雀花等多在花冠内生虫；芫花花朵小，一般易在花内生虫，使花朵零乱；蒲黄的花丝和花粉粒易被虫蛀而连结成串状，尤其靠近包装物处更易生虫。

检查时要根据具体品种的特点进行，如检查芙蓉花、凌霄花、木槿花、闹羊花时把蜷缩的花瓣展开，看花冠内接近花萼部位是否有虫。检查款冬花、菊花时可将样品放在平铺的纸上,用手抓起抖动,结块的应掰开检验,看其是否有害虫及虫粪。

(4) 果实及种子类中药材虫蛀情况的检查:果实及种子类中药富含淀粉、糖质、脂肪油等成分,是害虫最喜食的物质,也是害虫生长发育不可少的养料,故极易被蛀。

一般而言,果实及种子类中药材虫蛀规律如下:①果实类药材生虫与干湿程度有关。干品虫情发展慢,危害较小。潮软者虫情发展快,危害面广。成件商品接近包装上下四角处易生虫,尤其软润多汁的肉质及含糖分的药材最易孳生仓虫。②种子类药材生虫与其完整性有关,如胖大海只要外皮不破碎则不易生虫;带外壳的使君子一般不易生虫,但种仁易生霉泛油,去壳的使君子仁则易生霉泛油和生虫;婆罗子外壳和栝楼皮不破碎都有保护作用一般不易生虫,破损的易生虫和萌霉。

果实种子类药材生虫的现象比较复杂。一般圆粒状的赤小豆、白扁豆、荔枝核、莲子、刀豆、淡豆豉、肉豆蔻等都能从外部看出细圆的蛀口。赤小豆、莲子等圆粒状种子,由于质地坚硬,仓虫侵蚀慢,外表仅现细小蛀孔,应仔细观察。青葙子、车前子、葶苈子等细小的种子,生虫后常吐丝成串。川楝子、金樱子、无花果、胖大海等被虫蛀以后外表蛀迹不明显,但内部已蛀蚀得很厉害。仓虫排泄物污染药材可通过筛子过筛,从筛出的碎粒中检查仓虫。山楂、红枣被虫蛀时表面可见蛀洞,蛀洞周围果皮紧缩发黑,掰开后可见幼虫或虫粪(多为蛾粪幼虫)。橘红、陈皮等某些果实类药材生虫,往往先从内部开始生虫,一般都在果皮的里层部分,害虫的排泄物往往结丝成串。芡实品种不同,生虫的情况也不同,一般白皮的比红皮的容易生虫,碎粒的比整粒的容易生虫,带外种皮则不易生虫。薏苡仁生虫的部位在其凹沟里。莲子心多被虫丝包住结成串状。梭罗子生虫后多从内部蛀出,在破裂处更易见到虫粪。冬瓜子生虫后也容易结串,并从内部蛀出外表不易发现。皂荚的壳最易生虫,只要敲动或把荚壳剥开,生虫的就有蛀粉和虫粪漏出。枳实、枳壳、木瓜等切成两片的柑果类药材,蛀蚀常在瓤部空隙处开始,并吐丝排粪结串污染。陈皮、化橘红等生虫时常在果皮内面危害,有的果皮皱缩不易发觉,但有排泄物;柿蒂生虫常蛀蚀果肉剥离处之残肉部位,坚硬的宿萼不易受损。大枣生虫常从破口处潜入果实内部,外表蛀迹不显,仓虫在果核四周扩大危害,检查时剥开果肉,内面可见众多仓虫和排泄物。有些果实表面迹象不明显或仅有细小蛀孔,但内部已严重蛀蚀,如川楝子、金樱子、胡椒、红豆蔻等。

种子类中药,要注意去壳种仁表面的残核状和带壳种子表面的蛀洞。被甲虫类仓虫危害的种子表面形成不易察见的蛀洞,检查时要击碎,如槟榔的中心部位最易生虫,常被蛀成深深的小洞,但要注意原个的槟榔,多数中间有洞,但并不一定都是蛀口,应敲开观察。酸浆的宿萼不易生虫,而带有果实(浆果)则易生虫,检查时应将宿萼揭开,然后观看浆果是否生虫。检查果实种子类药材可用容器盛出样品,将样品摊开,然后翻动观察是否有蛀口、蛀粉、虫粪等,娑罗子可剥开其外壳检查,特别对外壳有裂隙的更应注意。箱装的枸杞易在箱子四角和边缘处生虫,而中间的则不易生虫。开箱检查时应选择晴天进行以防潮气浸入,发生软化。同时翻动的次数也不宜过多,以免皮破粒碎,影响质量。

(5) 动物类中药材虫蛀情况的检查:各种动物类药材生虫的部位一般都不同。如土鳖虫、虻虫、九香虫等昆虫类药材一般蛀蚀腹部,外表不易看出。地龙、蛤士蟆、象皮等生虫后外表较易发现。乌梢蛇、白花蛇、蕲蛇等全体都易受虫蛀,严重时全体被蛀尽,仅留头骨部分。鹿筋、狗肾、紫河车等害虫常在缝隙深处隐藏。蛤蚧、壁虎的尾巴最易被蛀蚀,甚者内部被蛀空,足留一层薄皮。龟板、鳖甲等仓虫易蛀蚀残留的筋肉。桑螵蛸、蜂房生虫后,害虫一般是蛀蚀窝内已死的螳螂卵或蜂蛹。鸡内金则被仓虫蛀蚀其表面残留的糠屑。海龙的害虫能蛀入其体内,但干燥的则不易生虫。

动物类药材应重点检查动物干尸的腹部、尾部(蛤蚧、壁虎)、肌肉残留处。昆虫类药材虫蛀时虫体外表蛀迹不显,但翅足易残损脱落,虫体空虚,外表不洁。动物类中药被害虫危害的形式很多,有的隐蔽在昆虫药材体内蛀蚀,并在其中发育繁殖,如九香虫、土鳖虫、蜣螂;有的裸露在动物皮毛或骨骼的筋膜上蛀蚀,如穿山甲、猴骨;也有的利用药材本身形状的特点作掩体,潜伏其中危害。因此,检查动物类药材的害虫,除认真观察筋膜肌肉、关节、内外表皮外,对甲壳类昆虫还需开胸腹检查。

(6) 藻菌类中药材虫蛀情况的检查:易生虫的藻菌类药材品种多为真菌的子实体或菌核。灵芝生虫时表面蛀孔细小,常蛀入内部危害。冬虫夏草一般先从内部蛀起,腹部空而不实,但外表仅有细小蛀口,不易看出。茯苓规格多,虫蛀情况各都不同:个苓的皮层不破裂,不易生虫,但碎裂破皮或疏松的部位最易生虫。块状和片状的赤白苓、茯神较少生虫,块苓较片苓易生虫。茯苓皮质地疏松,易生虫,生虫多在皮层内部质松的地方。

检查这些药材是要根据它们不同的特点来进行,看表面有无蛀洞,或采取轻轻叩打、击碎的方法检视。冬虫夏草有扎成把和散装两种,扎成把的应拆把检查。冬虫夏草一般都是先从内部先蛀,因此在检查时可用手指捏一下,如腹部空而不实,应注意是否有生虫现象。检查茯苓时应根据其不同的形状观察其容易生虫的部位,注意原包装的在容器边缘地方较易受潮而生虫。对箱(桶)装的片苓应将原箱(桶)打开后层层检查,且检验时必须在包装四周和底面层取样。

3. 易虫蛀中药材防治措施

(1) 入库验收:入库验收是防止中药材虫蛀的关键。中药入库时除了对其规格、真伪、优劣等进行全面检验以外,首先检验包装周围和四角部分有无虫迹,经敲打震动后是否有蛀粉及虫粪落下,同时应注意包装容器本身是否干燥。然后取样检验药材的内外部是否生虫。可根据药材的不同情况,对药材进行剖开、折断、打碎、摇晃等方法来进行检查。发现含水量超标或有虫蛀现象或有虫卵附着应拒绝入库,隔离存放,避免交叉感染。在入库检验时还要注意检验待入库中药材的含水量是否超标。中药的生虫与否和它的含水量有重要关系,在一定条件下,中药的含水量高,易发生虫害。相反,如果把含水量控制在一定标准下,就能抑制生虫或减少虫害的发生。大多数中药材的含水量应控制在13%以下。

(2) 库房选择与管理:选择干燥通风库房,垫高垛底。对易蛀中药材的货垛应有明显标志以利于保管养护。加强仓库内温湿度管理,必要时可使用适宜的隔潮材料或在适宜的地方放置吸潮剂,使仓库的温湿度控制在安全合理的范围内,杜绝虫害的发生。中药仓虫常用的防治方法有清洁卫生防治法、密封防治法、高温防治法(曝晒、烘烤、热蒸等)、低温冷藏法、埋藏防治法、异性对抗同贮防治法(如山苍子防虫、花椒防虫、樟脑防虫、大蒜防虫、丹皮防虫、伤湿止痛膏防虫、乙醇诱杀、白酒防虫等)、化学防治法、生物农药防治法、药剂消毒、隔离感染等。近代养护方法自然降氧防治法、低氧低药量防治法、气调养护防治法、远红外干燥法、微波防治法、电离辐射防治法等。

(3) 在库检查:中药材经检查合格入库后,由于库存的其他商品以及仓库内外环境的影响，仍有可能会生虫。因此必须做好经常性的在库检查工作。检查要依次逐包、逐件、逐货垛的进行。夏秋季气温高，湿度大，可3～5天检查1次；冬春季，温湿度低，不利害虫生长，可每半个月检查1次。同时要根据品种、季节的具体情况进行有目的、有重点的检查，发现问题及时处理。在库检查中应注意检查中药材货垛周围有无虫卵、蛀粉等现象，对于大垛中药材应注意检查其上中下层的温湿度，做好记录。由于每年5～9月的温湿度较大，为虫卵的繁殖提供了良好的条件，针对易虫蛀中药材要进行定期检查，对于不易生虫的季节每月检查2次，做好温湿度记录。熟练掌握不同虫种的喜好，便于检查时有的放矢，如蛾类仓虫在药垛的上层和外表活动较多，因此检查时应观察有无虫卵或虫丝。

（4）合理安排出入库：易蛀中药陈货较新货更易生虫，故应视具体品种新陈、质量状况，易蛀中药宜先行出库。每年5～10月气温高、湿度大，为仓虫活动繁殖旺盛期，应采取各种有效措施予以防治。

（5）虫情测报：加强虫情观察，掌握仓虫发生规律。尤其在成虫活动季节，要加强在库储品的检查，或用诱虫灯诱捕。

知识链接

开水浸烫法杀灭种子类药材害虫

种子类药材可用开水浸烫法杀灭害虫。具体方法：种子类药材用纱布包好或装入篮子内，然后放入开水中浸泡半分钟，取出立即摊开晒干。注意药材量大时，开水要多。每次只能烫10～15kg，此法不影响种子发芽率，反可缩短发芽时间，处理最佳时间在收获后10～15天内。

4. 被虫蛀中药材的救治与处理　被虫蛀中药材首先须经筛选、整理、干燥、消毒，然后根据感染度采取不同的处理措施：一级感染的中药允许再供药用；二级感染的中药不仅要过筛，还要挑拣消毒后才可供药用；三级感染的中药不能供药用。

知识拓展

仓虫感染度

仓虫感染度是指甲虫、蛾和螨类在中药中的个体数量。检查方法可用感官或5～10倍放大镜观察。仓虫感染度一般分为三级：

1. 甲虫类　将中药样品通过筛孔为2.5mm的筛子，在筛出物中检查活、死甲虫数目，按1kg样品中甲虫数来确定其感染度：1～5头为一级；6～10头为二级；超过10头为三级。

2. 蛾类　中药样品不必过筛，而用手挑。其感染度按甲虫类标准确定。

3. 粉螨类　将中药样品通过筛孔为0.5mm的筛子，在筛出物中用放大镜检查粉螨的数目，按每1kg样品中粉螨数确定其感染度：不超过20头为一级；超过20头，但粉螨可自由移动，尚未形成团块的为二级；粉螨很多，已形成致密毡样团块，且移动困难的为三级。

对尚未达到三级感染的被虫蛀中药材，先进行筛选，去掉虫粪灰渣，再进行杀虫处理，如量大可先杀虫再清理。常用杀虫方法有：高温法（曝晒、烘烤、热蒸等）、磷化铝法等。

（二）易霉变中药材储存与养护

易霉变中药材储存与养护课件

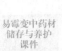

1. 易霉变的中药材品种　凡含有糖类、黏液质、淀粉、蛋白质及油类药材易发霉。具体如下：

（1）根及根茎类药材：最易发霉的有牛膝、天冬、玉竹、黄精、麦冬、百部、白术、薤白、甘草、当归、秦艽、黑顺片、白附片、紫菀；较易发霉的有知母、苍术、木香、商陆、葛根、山柰、夜交藤、黄芩、远志、白茅根、白及。

（2）果实种子类药材：最易发霉的有柏子仁、胡桃仁、龙眼肉、使君子、橘络、郁李仁、杏仁、桃仁、五味子；一般泛油及发霉的有火麻仁、芝麻、巴豆、千金子、蕤仁、天仙子、榧子、白果、女贞子、母丁香、桑椹子、橘核、栀子、青皮。

（3）花类药材：易发霉的有金银花、菊花、款冬花、槐花（变色）、洋金花、厚朴花等。

（4）全草及叶子类药材：较易发霉的有马齿苋、大蓟、小蓟、鹅不食草、大青叶、薄荷、佩兰、枇杷叶、人参叶、车前草、萹蓄、蒲公英、桑叶（生虫）等。

（5）皮藤木类药材：易发霉的有白鲜皮、桑寄生、椿白皮、苦楝皮、鸡血藤、桑白皮、川槿皮等。

（6）动物类药材：易发霉的有九香虫、刺猬皮、狗肾、壁虎、土鳖虫、蕲蛇、乌梢蛇、地龙、鹿鞭、鹿筋、蛤蚧、紫河车、干蟾皮。

2. 中药材霉变检查方法

（1）根及根茎类中药材霉变情况的检查：根及根茎类中药材发霉的部位常各不相同，要根据药材发霉的不同部位进行认真检查。当归、独活、紫菀的头部（近茎基）比较粗大，不易干燥，而尾须部易吸潮返软，故发霉现象常在头、尾部产生；白芷、山药、天花粉、葛根等含淀粉较多的药材易吸湿生霉，且不易察觉。若表面失去光泽，似有白粉状物即是开始萌霉的象征；知母身瘪无肉，或质地松泡，折断处呈黑色则是发霉的现象；白茅根发霉常从茎节部开始；白术、黄芩发霉多在表面或缝隙间；木香、黄芪、续断、玉竹、怀牛膝、远志、麦冬、天冬、羌活、甘草等都在两端或折断面容易发霉；黄精、玉竹、芦根、九节菖蒲在断面及茎节处易生霉；芦根发霉多在两端或内侧，应撕开检验；苍术发霉常在表面出现白毛状物，但有时断面可见到的白色毛状物不是霉而是析出的苍术醇结晶，要注意区别；川牛膝发霉多在分枝折断处（即细根被修剪后的部位）出现白色霉点；商陆生霉一般在表面，霉迹呈黑色斑点（本品有毒，不宜口尝）。

（2）果实及种子类中药材霉变情况的检查：果实类中药除注意检查表面外，还需仔细检查其内部。陈皮生霉则先在果皮内侧出现白色毛状菌丝体，严重时为黄黑色，霉迹不易除去；榧子、栀子、白果、红豆蔻、草果的种子团或种子易生霉应击破果壳观察。种子类药材萌霉时，质地变软，色泽变黯，表面有白色膜絮状物黏附，继而变成青、黑、黄等多种颜色。若种仁质松体轻，呈灰黑色击之成粉则是霉坏的现象。枸杞子生霉则吸湿返软，两端色泽变深进而泛黑，表面出现白色网状物或斑点。白果不易干透，不干燥的易受热发霉。柏子仁、苦杏仁、桃仁、胡桃肉等若种皮易碎或易脱落说明较干燥，不易发霉。或将种仁置白纸上压榨，纸面上油迹的外圈有水浸现象则是未干透容易发霉。山茱萸、五味子受潮生霉后常粘连结块，表面出现霜样的霉膜。南五味子粒小肉薄干硬不易萌霉，北五味子因肉厚质润多汁易发霉。北山楂片、佛手片、枸橼片萌霉从皮层部起。在检查巴豆时,有毒,不宜口尝。对橘核、白果、女贞子、巴豆、火麻仁、榧子等颗粒状中药材检查时可将手伸入货包中心,试探有无发热,随即顺手抓出一把,将壳击破,检视种仁有无发霉、泛油、干枯等现象。

(3) 花类中药材霉变情况的检查:由于花类药材极易受潮发霉,应首先检查花类药材是否干燥,一般以花瓣的干脆或软韧程度来衡量,但有的还应注意花蕊或花柄部位等是否干燥。检验时应注意靠近包装四周或盖缝不密处则最易受潮发霉。花类中药材吸湿受潮后质地变软,花朵色泽暗淡(变色),失去原有光泽,出现白色或黑色斑点,芳香气消失。菊花中的蒸菊含水量较大容易发霉,若发现有多数花朵结成块团状的,一般都较易受潮,应掰开观察;厚朴花的朵形较大,干燥的花瓣易碎或易脱落,不干燥的花瓣柔软不易碎落。花朵中心的花蕊部位不易干透,受热发霉后会变成黑色,同时花蕊部位也易生虫;洋金花常数朵捆扎成小把,其中心部位不易干燥,应拆开检查。若外表有白色或黑色斑点就是发霉现象,有时霉迹在花筒内侧,表面不易看出。如发现花色变黑,质地极易碎烂则说明花朵受霉后,又经过重复干燥,应引起注意。

(4) 全草及叶类中药材霉变情况的检查:全草及叶类中药材质地轻泡,体积大,易吸潮霉变。此类药材一般为零星收集,打捆成件,干燥程度不一,因此,药材为原件的(如机械打成的货包)应松捆探测货包中心有无发热现象。该类药材重点要检查是否干燥。薄荷、佩兰、大蓟、小蓟、豨莶草等药材的叶子易干燥,而茎枝难干透,可将茎枝折断,看其是否性脆或性韧,茎枝性脆,折断时有响声说明干燥,若性韧,折时声哑或有纤维相连则说明是不干燥;蒲公英、马齿苋、鹅不食草、大青叶等可用手捏判断其水分多少,一般有触手感者为干燥,软绵者为未干透;桑叶有散装和整装(即以十数片为一叠,中心用竹丝掐住,呈整齐的叠片状)两种。散装容易干燥,整装的叶大质优不易干燥,不干的中间易发霉,可取样数叠拆开检验;枇杷叶有青黄之分,一般黄者比较干燥,青者不易干燥,要多注意其含水量;大青叶最易发霉,色墨绿者为新货,黄黑者则是陈货;蒲公英的根部不易干燥,且含有粉性,害虫常蛀蚀根部。

(5) 茎、皮、藤木类中药材霉变情况的检查:该类药材发霉主要是不够干燥或储运期间受潮所致。桑白皮具有粉性,易吸潮,发霉后遍及全体,色泽灰暗,霉迹不易除去;首乌藤、海风藤、槲寄生等霉斑多在茎枝的叶痕或裂断处,开始时为白色棉毛状,发展很快,然后变为黑色,霉后质地变脆,皮色泛黑;白鲜皮、苦楝皮等发霉常在皮层内侧或两端断面处。皮卷合者注意掰开检验。

(6) 动物类中药材霉变情况的检查:动物类中药含有较大量的蛋白质、脂肪等,在储存不善的情况下常常容易霉变,且生霉的部位也各不一样。紫河车、水獭肝、鹿鞭、鹿筋、狗肾等发霉通常在表面及缝隙间,如鹿筋、狗肾等折之即弯时潮软不干燥现象则易发霉;蛤蚧、刺猬皮、干蟾皮等发霉多在皮层的内面。而蛤蚧有竹片撑盖,检查时必须掰开竹片才能发现霉迹;土鳖虫、九香虫等发霉轻者在虫体表面见白色或绿色霉迹,严重时霉变会发展到虫体腹内,可剖开检查;紫河车若加工不洁,表面血筋未净者易发霉;壁虎、蜈蚣在加工时腹部如未干透都易发霉。霉后蜈蚣头足易脱落,而一旦染有霉迹则难以除去。

3. 易霉变中药材霉变防治措施

(1) 入库验收:对含水量过高、受潮、包装破损及有变异现象的中药,可通过拣选、晾晒、烘干或更换包装等方法,经加工整理后再行入库。

（2）库房选择与管理:应选择干燥通风库房,地面较湿库房需加垫枕木。堆垛应根据气候、雨量及中药材性质,采取合理的堆垛形式,防止受潮、受热及受压。较湿中药应置通风垛。仓储中应加强仓库内温湿度管理,将储存温度控制在20℃以下(5～10℃更佳),相对湿度控制在70%以内,可有效地防止药材霉变。控制库房温度常用的方法有通风法、避光降温、排冷降温等。通过翻垛通风可使湿度及药材含水量下降。潮湿季节,应用密闭库或密封容器储存中药材或吸潮剂吸湿、机械通风除湿,减少药材与外界潮湿空气的接触,防止发霉。

（3）在库检查:中药经验收入库后,须做好经常性的在库检查工作。易产生霉变的中药材应做好编号,记录每一次的检查结果,以便每次进行对比。对大垛药材,则应从上部和下部取样检查。重点药材,必须拆包或开箱检查。露天货垛,应检查货垛地势的高低和排水情况是否良好,垛顶和四周苫盖是否严密,垛底是否受潮等。检查时,注意药材本身有无潮湿柔软发霉、泛油以及生虫等现象。总之,在库中药应经常进行检查,检查时间可根据季节而定,也可进行定期或不定期的检查。冬季每月检查一次,梅雨季节对易霉中药应5～7天检查一次,检查应以各类易霉中药为重点,分批分类检查。

4. 中药材霉变的救治与处理　霉变严重的中药材不再入药。对霉变较轻的药材可通过及时处理,以减少或避免损失,处理办法一般可以分为以下几个方面:

（1）干刷去霉:即用棕丝刷或猪鬃刷直接刷去中药材表面的霉菌。去霉前后需经日光曝晒,其目的主要在于散发水分,保持中药干燥,有利刷掉菌丝,同时也有助于杀灭霉菌。有些根茎类、皮类等形体较大的中药发霉后,均可采用本法刷去霉。

（2）撞击去霉:发霉不严重的药材,经日晒或烘烤使之干透后,可放入撞笼或麻袋、布袋内来回摇晃,通过互相撞击摩擦,可以将霉去掉。发霉的药材较潮湿,如果不经过干燥,就不易把霉除掉。特别是有些圆形、类圆形或椭圆形的中药材,如泽泻、莪术等,若发霉较轻,可用撞击法去霉。

（3）淘洗去霉:凡不易用撞刷法去霉的中药材,可用水淘洗,淘洗时操作应快,禁水泡。淘洗时可将发霉的药材放入缸内或盆内,加水搓洗或刷洗,去霉后,捞出晒干即可。

（4）沸水喷洗去霉:沸水喷洗去霉,适宜于发霉严重又不宜淘洗的中药材。方法是将已霉的中药材摊晾在竹席上或洁净的地面上,用开水喷洒,待霉菌除去后及时晒干或烘干。采用沸水喷洗,由于水温高,不但去霉快,而且也有杀灭霉菌的作用。

（5）醋喷洗去霉:某些不能用水淘洗的已霉中药,如乌梅、山茱萸、五味子,以醋喷洗后闷润1～2小时再晾干。醋含醋酸有杀灭霉菌的作用,但不能广泛用作去霉,一般只适宜味酸或入肝止痛类药材的去霉。每50kg中药材用醋2～3kg喷洗。

（6）酒喷洗霉:有些活血祛瘀药,如川芎、莪术、当归等,若霉变严重时,宜采用白酒喷洗,喷洗后,伏闷30～60分钟,再晾干。白酒喷洗既能去霉防腐,也能“助药势、通血脉”。

案例分析

水洗丹参变质案

某药厂购进一批丹参，质检人员按照现行版《中国药典》规定分别进行丹参酮ⅡA、丹酚酸B检验，均符合规定。在仓储过程中，发现部分生霉，便用水浸泡半小时后再淘洗，然后置日光下曝晒至干。质检人员重新实施检验，结果以上两个指标均远低于现行版《中国药典》规定。

丹参的脂溶性成分和水溶性成分均为丹参的有效成分，产地加工、炮制、提取等过程中应避免有效成分的损失。在丹参清洗过程中，应注意抢水洗。丹参酮ⅡA是丹参中主要的脂溶性有效成分，不仅具有天然抗氧化活性、天然心血管药理作用以及抗菌消炎作用，还具有明显的抗肿瘤作用，但丹参酮ⅡA性质不稳定，在光照条件下易分解。丹酚酸类化合物的酚羟基在高温下极易氧化。因此，在丹参干燥过程中应采取阴干法。该批药材，在去霉过程中，未实施抢水洗而造成水溶性成分丹酚酸B大量损失，又由于在干燥过程置日光下曝晒，致使丹参酮ⅡA分解和丹酚酸B氧化，故出现两指标均远低于《中国药典》规定。

（三）易泛油中药材的储存与养护

1. 易泛油的药材品种　一般含油脂、糖类、挥发油成分的中药易泛油。按照中药泛油的程度，可分为以下两类。

易泛油中药材储存与养护课件

(1) 极易泛油的中药：当归、天冬、麦冬、党参、牛膝(怀牛膝、川牛膝)、板蓝根、柏子仁、胡桃仁、使君子仁、肉豆蔻、枸杞、郁李仁、杏仁、桃仁、狗肾、九香虫、刺猬皮、蛤士蟆油、壁虎、乌梢蛇、蕲蛇、蛤蚧、水獭肝、鹿筋、蝼蛄、蟋蟀、斑蝥虫、牛虻虫、蜈蚣、红娘虫、青娘虫等。

(2) 较易泛油的中药：独活、太子参、天葵子、九节菖蒲、巴戟天、防风、胡黄连、白术、红芽大戟、知母、桔梗、百部、紫菀、锁阳、肉苁蓉、黄精、川芎、玉竹、云木香、苍术、火麻仁、巴豆、黑芝麻、千金子、蕤仁、白果、橘核、大枫子、枣仁、瓜蒌仁、莱菔子、豆蔻、砂仁、草豆蔻、预知子、金樱子、桑椹、荜澄茄、槐角、全瓜蒌等。

以上两类易泛油药材都易发霉，其中除豆蔻、砂仁、草豆蔻、千金子、荜澄茄、大枫子、巴豆外，又都易生虫(火麻仁、蕤仁等带硬壳的不会生虫)，枸杞还易变色。

2. 中药材泛油检查　在仓储工作中，对泛油中药材的认定，一般以传统经验认定为主。常用的方法有：①眼看：主要是观察药材内外色泽的变化，表面是否有油质物溢出，有无干枯、粘连等情况。②手摸：主要用于感觉药材的松软程度，有无油腻感等。如蛤蚧，如果其尾部松软，色泽变黄，即可确定已经泛油；肉桂质地变糠也是泛油的征兆等等。③鼻闻：如嗅到药材有哈喇味或其他不正常的刺激性气味时，也可断定中药材已经泛油。

中药材泛油现象各不相同，检查时要了解其性质和特点，掌握泛油前后特征，仔细观察，有目的地进行检验。有的药材泛油时，表面色泽加深，体质变软，断面呈油样，色严重加深，如肉苁蓉、锁阳、玉竹、黄精、板蓝根、知母、北沙参；有的发出酸甜气味，如肉苁蓉、锁阳；有的往往细尾部分最先开始变软，可任意弯折。内外颜色由浅变深，严重的外表出现油样物质或油点，手摸有黏腻感，如党参、当归、独活、怀牛膝、川牛膝等条状药材；有的药材泛油时，外表不明显，须剖开后观察，若内色加深，呈油样即是泛油，如白术、苍术、川芎、前胡、紫菀等；有的质地变软，两端最先变色，光泽减退，虽斑点状粘连，颜色逐渐加深，表面呈现油样，如麦冬、天冬、天葵子、太子参、百部、天葵子，其中以麦冬、天冬、天葵子等更为明显，严重者粘连成大块。

枸杞泛油时外表发黏，糖分外泄，故又称“泛糖”；柏子仁、橘核、桃仁、杏仁、使君子、火麻仁等泛油时，种皮多呈油样，种仁呈肉色或棕褐色，并具有特殊气味（油哈气味）；酸枣仁、莱菔子、黑芝麻等外皮色深，可用手擦磨或敲击使其气溢出，若为油哈气味即为泛油。带硬壳中药材泛油虽比较缓慢，但也应该引起重视，如白果、使君子、大枫子、巴豆等都带有硬壳，外表不易察觉，可破壳检验，泛油者种仁色泽加深，严重者油哈气味强烈。这些药材若外壳破碎，则更易泛油。

蜈蚣、九香虫、牛虻虫、蝼蛄、蟋蟀、斑蝥、红娘虫、青娘虫等泛油时，虫体外表出现油样物质，翅足易脱落，躯体易断残。其中青娘虫、红娘虫、斑蝥等有毒，操作时应特别注意。蛤士蟆油容易吸湿也最易泛油，若色泽变红，外表出现油状，手感发黏，是泛油的现象。水獭肝、狗肾、鹿筋、乌梢蛇、蕲蛇、刺猬皮等泛油时，质地变软，油质严重外渗，肉质色泽加深。狗肾、刺猬皮、鹿筋等外表还会发黏；蛤蚧、壁虎的尾部最易泛油，尤其是蛤蚧尾部油脂最多，若手捏之不结实，内色棕黄色是泛油迹象。以上动物的筋肉皮脏和蛇虫躯体泛油时，均会产生特殊气味（“哈喇”味），是泛油的明显标志。

3. 易泛油中药材的防治措施

（1）入库验收：在易泛油的中药入库时，除了进行一般的检验以外，应取样检验含水量是否正常，内外是否泛油、发霉，并根据各种药材的不同性状特点，从形态、色泽、气味、重量、大小、软硬程度以及相互撞击时的声响等方面而进行检验。检验时要辨别是新货还是陈货，对当年产的新货或当地直接收购的药材，更应注意检查其水分大小和是否干透。注意检查包装容器周围四角部分有无水渍和发霉现象，同时也要注意检查有无虫迹和异常气味。若发现有泛油或发霉变质的药材，成件的应单独堆放，一件内有部分变质的应尽量进行挑选，并及时采取相应措施。水分过大的，须进行干燥。包装不适合的要整修或改换包装。

（2）库房选择与管理：易泛油中药材的储存关键在于营造低温、干燥的环境，降低中药材自身含水量并避免与空气接触。储存易泛油的中药，应选择阴凉干燥的库房，阳光不宜太强，更不要烈日曝晒和日光直射货垛上，堆码不要过高过大，如胡桃仁、柏子仁、枸杞等更应控制堆码高度。养护方法见“易泛油中药材的养护方法”。

（3）在库检查：①了解泛油变质药材的不同性质，掌握具体品种的水分大小、储存时间以及这些品种的储存条件等情况，以便有重点有目的地进行检查。②检查库内地面是否潮湿，库房顶盖是否漏雨，温度是否过高，货垛的下垫高度是否合适，以及包装容器外部有无水渍、潮湿现象等。露天货垛，应检查货垛地势的高低和排水情况是否良好，垛顶和四周苫盖是否严密，垛底是否受潮等。③对大垛药材，则应从上部和下部取样检查。重点药材，必须拆包或开箱检查。抽查时，应注意药材本身有无潮软发霉、泛油以及生虫等现象。④根据各地的具体情况，进行定期或不定期检查。在平时每月可检查一次。在梅雨季节，对易泛油、发霉的药材应每 5 天检查一次。此外，每月再全面普查一次。

4. 易泛油中药材的养护方法　易泛油中药材的养护方法可选择以下几种：

（1）降温、干燥法：防止药材走油变质，应采取降温和适当的干燥来降低内含的水分，具体措施为：①含有大量油脂的药材，在储存或运输过程中，应避免挤压，以防走油。②干燥降低内含水分，一般宜在产区晒干，入库后也应注意检查，最好在梅季之前晒一次，否则以后也易走油。含油性药材干燥不宜用火烤，以防走油，少量可入石灰缸干燥。③盛装的容器，最好采用陶瓷的缸、坛或瓮，大量存放或外运时，最好用木箱包装，内衬防潮油纸或装入塑料袋内封严。除带壳的药材外，一切易走油的药材，都忌用铁器存放，以免走油后使铁生锈，污染药材。④存放场所应注意阴凉干燥，切勿受潮和日晒。⑤将药材散装在缸内，在缸内四周衬以草纸（或灰纸一类的纸张），把明矾0.5kg，分作两包（用布或蒲席包之），如大块明矾可不包，放在药材的中间后把缸盖严，可以防止走油。⑥用水飞滑石0.5kg，按上法储存，也可防止走油。

（2）气调法：对易泛油中药材，应多用气调法养护，其中对保管难度大，仓库存量多的品种更适宜。对存量小的品种，可采取小件真空或充氮（或充 CO_2）方法，效果很好。

（3）吸潮法：在整仓密封室内，一般都采用吸湿器、氯化钙等吸潮。小件（箱、缸）可用生石灰吸潮，如怀牛膝、枸杞、肉豆蔻、麦冬、天冬以及动物类药材都可采用。吸潮操作时，要防止石灰粉黏附药材。

（4）晾晒法：易泛油中药材受潮时，除昆虫类外一般都可晾晒。其中怀牛膝适合晾干，不宜曝晒。而柏子仁可放在强烈日光下晒2～3小时，待凉透后再装包。麦冬晾晒时应选晴天，摊开时要薄而均匀，晒时不宜翻动，否则容易产生泛油。干燥后应趁热气未散时装箱，盛装必须结实，然后盖严。枸杞也适宜趁热装箱的办法，装箱时含水量掌握在13%以内，温度不低于24℃时即可装箱。为了防止受潮，可先装入塑料袋内扎紧袋口，然后再装入木箱后糊严。也可采用铁箱包装（可不用塑料袋），箱口不要过大，装实装满后把箱口全部用焊锡封严，保质效果好。

（5）烘烤法：白术、榧子、天冬、白果等受潮后，可采用烘烤干燥。其中，天冬适宜用文火烘烤，防止外表层破裂。动物类除刺猬皮、狗肾、水獭肝、鹿筋外，都可烘烤。昆虫在烘烤时，翻动要轻，防止虫体残损。火力不要太旺，否则容易把虫体烘焦。

（6）密封法：适宜整仓密封的有当归、党参、怀牛膝、麦冬、柏子仁、肉豆蔻、胡桃仁、使君子仁、枸杞等。但必须在密封前把药材先熏蒸一次，密封期间室内要有吸潮设备，以防止害虫孳生和湿度增大，这样才能达到药材不受潮、不泛油、不生虫的。其中，怀牛膝、麦冬、党参、枸杞等也可采用小件密封办法，但密封的药材水分必须在安全水分以下，密封前也要先将药剂熏蒸，然后装入木箱或缸内密封保藏。易泛油的动物类药材，都可采用小件密封，容器内放适量有特殊气味的大蒜头（必须干的）、花椒、樟脑粉等，以增加防虫的功效。

（7）药剂熏蒸法：易泛油中药一般都可用磷化铝、氯化苦药剂熏蒸，但其中甜杏仁、柏子仁、郁李仁、桃仁、杏仁、胡桃仁、蕤仁、黑芝麻、党参、怀牛膝、当归等适合磷化铝药剂，氯化苦熏后易泛油，有的品种变色。

5. 泛油中药材的救治与处理　对于泛油的药材应根据其泛油程度和药材自身的性质采用不同的方法处理。常用的方法有：

（1）晾晒：常用于植物类药材，如柏子仁，泛油不甚严重，可曝晒几小时，待凉后再装包储存；如较严重则采用冷藏处理。

（2）烘烤：此法根据药材自身性质，分别采用。对含挥发油较多的药材则应将温度控制在50℃以下；对于昆虫类药材更要注意火力不能过猛，操作仔细小心，以防虫体残损、焦碎等；对于含脂肪油多的药材如刺猬皮等则不宜用此方法。

（3）酒喷：适用于不能沾水而色泽、质地变化的药材，如麝香存放过久，无油润呈干枯状，喷点白酒即可回润。

知识链接

党参的储存与养护

党参含多量糖质，味甜质柔润，夏季易吸湿、生霉、走油、虫蛀。根头上疣状突起的茎痕及芽或根枝折断处尤易发生。因此必须储存于干燥、凉爽、通风处。切制的饮片在晒干后可入瓮内或石灰缸内闷紧封闭储存，或用沙贮法。空气相对湿度达80%以上时，党参极易吸收湿气变得潮软，因此在储存过程中，密封、防潮和保持干燥是很重要的。

党参因储存前水分不干，储存期久或保管不善而生虫长霉，可在烈日下曝晒1～2小时（时间过长易泛糖变色），以杀死虫卵、霉菌和保证药材干燥为度。然后筛去虫卵，擦去霉，趁热用塑料袋分成1～2kg装的小袋密封，放入容器内，盖严备用。量大则可将党参投入外套麻袋的大塑料袋中，然后将大塑料袋口密封。发现虫蛀可使用磷化铝熏蒸。熏后内部水分未能散发，应予摊晾。应使用防潮包装材料，也可添加除氧剂储存，减缓党参储存中氧化分解速度。

（四）易变色中药材储存与养护

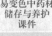

易变色中药材储存与养护课件

1. 易变色的中药材品种　一般含黄酮、苷类、蒽醌、鞣质类等成分的中药易变色。主要易变色的中药品种有：红花、金银花、款冬花、玫瑰花、月季花、梅花、腊梅花、菊花、玳玳花、莲须、槐花、莲子心、橘络、通草、麻黄、佛手片、枸杞子、大枣等。其中又以玫瑰花、款冬花、扁豆花、莲须、佛手片等最易变色。

2. 易变色中药材防治措施

（1）入库验收：入库前严格检查药材含水量。若超过安全限度，应进行加工干燥处理。

（2）库房选择与管理：易变色中药材应选择干燥、阴凉、避光的库房存放。其中花类药最好能专库（专柜）储存，便于管理和养护。库房的温度最好不超过30℃，相对湿度控制在65%～75%之间。储存期不宜过长，要执行“先进先出，易变先出”的原则，加强检查，防止受潮。根据中药的变色原因，在实际工作中可采取相应措施来防止中药的变色发生。具体见“易变色中药材的养护方法”。

3. 易变色中药材的养护方法

（1）破坏酶的活性：一般采后的新鲜药材，因含有大量的酶，且药材又含较多水分，则变色情况的发生较为严重。故可用破坏酶活性的方法来防止。这在原产地进行采收加工时，可结合运用火烘、曝晒、沸水潦、蒸笼蒸等方法来破坏药材内酶的活性，防止药材变色。如黄芩用蒸或沸水煮后可防止变色。

（2）密封法：易变色的花类药中，除金银花、红花、槐花（米）外，都可采用密封储存，以防吸潮变色。库存量大的可以整库密封；库存量小的可用小件（箱）密封，但含水量要求在安全限度以内，在梅雨季节前进行效果好。

（3）气调法：易变色药材中除麻黄、通草、槐花（米）、红花等外，都适宜采用气调养护，可保持色泽正常；而对花类药材，更符合采取小件密封（充气或真空）的方法，既灵活又方便，在商品流通中深受欢迎，是中药包装保质改革的方向，特别适用于储存量少的品种。

（4）晾晒法：适宜晾晒的有莲须、槐花（米）、莲心、橘络、佛手片、红花、金银花、款冬花等。其中莲心（色绿）、莲须（色黄）、红花（色红）晾晒时，上面覆盖一层清洁的细孔麻布，既能避免强烈日光照射而褪色，又能防止风吹时使药材散失而损失。佛手片不宜晾晒过干，要保持软润状态，过干有损其质量。款冬花晾晒时不宜过多翻动，不易曝晒，否则易造成苞片碎落而吐出苞内絮状物，使完整的花苞破残，且曝硒后易变色。

（5）吸潮法：月季花、玫瑰花、玳玳花、梅花、菊花等花类药材可用生石灰吸潮。生石灰吸潮是用于吸干花类药材受潮水分效果较好的方法，若长期吸潮，花的色、香、味都能保全。

（6）烘烤法：易变色的玳玳花、梅花、山茶花、扁豆花、腊梅花等受潮时，都可用烘烤方法进行干燥。烘烤时把花摊薄而均匀，火力不宜太旺，时间不必过长（只要求烘除多余水分），若过分干燥会造成花瓣易残，影响色泽甚至烘焦。

（五）易气味散失中药材储存与养护

易气味散失中药材储存与养护课件

1. 气味散失的中药品种　挥发油在植物中分布甚广，尤以伞形科、樟科、木兰科、松科、芸香科、桃金娘科及姜科等植物的中药中挥发油的含量特别丰富。根类中药如木香、当归、藁本、独活、白花、防风等；根茎类中药如川芎、姜、羌活、苍术等；茎木类中药如降香、檀香、沉香等；皮类中药如厚朴、肉桂等；叶类中药如艾叶、紫苏叶等；花类中药如玫瑰花、丁香、番红花、金银花、月季花等；果实种子类中药如花椒、茴香、吴茱萸、香橼、枳壳、枳实、青皮、广陈皮、白豆蔻、砂仁、肉豆蔻等；全草类中药如薄荷、藿香、荆芥、茵陈、香薷等。以上中药均易出现气味散失。此外，樟脑、没药、乳香、苏合油、麝香、阿魏、冰片等中药，其香气也易挥散损失。

以上中药中的细辛、花椒、八角茴香等也会发霉；吴茱萸、肉桂、丁香等也会发霉和泛油；薄荷、荆芥、藿香、佩兰、紫苏、香薷、小茴香等还会发霉和生虫；肉桂、沉香、厚朴等会出现干枯失润；厚朴、肉桂也会发霉。

2. 易气味散失中药材防治措施

（1）入库验收：入库前严格检查药材含水量。若超过安全限度，应采取适宜方法加工干燥处理。

（2）库房选择与管理：保管易散失气味的中药，减少和控制它的挥发程度是关键。采取低温低湿是主要措施，应贮放在干燥、阴凉、避光的库房内，相对湿度以70%～75%为宜，并不必过多地通风。具体如下：①中药的包装应力求严密，以防泄气。②存放易挥散走气中药材的库房，必须符合阴凉干燥的条件，若仓库条件较差时，可利用地下室、窖洞等作为储存处所，以防受热。但因地下室湿度较大，故应注意防潮。凡易散失气味的中药材，一律都不应以露天货垛的形式存放。如沉香、肉桂、厚朴、檀香等最忌风吹或过分干燥，可选凉爽库房采取密封方法比较合适（或尽量少启库门），若按件以小件（箱）密封效果更好。③在夏季为了防止热空气侵入仓库，必须做好门窗的关闭工作，最好在窗上安一窗架，挂上窗帘，较小的库房还可挂棉门帘，且工作人员出入库房时，都必须随手关门，以防热空气进入库房。④夏季存放易散失气味中药的仓库或库房的窗上，可糊白纸、喷白漆或者涂以10%骨胶石灰浆，这样因其白色也可反射一部分阳光的辐射热量而降低库温。⑤一般含有易挥发性成分的中药，都不宜储存过久，否则随着储存期的增长，其有效成分挥发得也越多，品质越低劣，故在进出货时应首先掌握“先送先出”的原则。

（六）易潮解风化中药材储存与养护

易潮解风化中药材储存与养护课件

1. 易潮解风化中药材品种　易潮解的中药有矿物类芒硝、皂矾、白矾、胆矾、硼砂、大青盐等以及表面附有盐分或盐腌制品昆布、海藻、全蝎、盐附子等。

易风化的中药主要是一些含结晶水的矿物类中药，主要有芒硝、胆矾、硼砂、玄精石等。

2. 易潮解风化中药材防治措施

（1）入库验收：易潮解、风化的中药材入库时，除了进行一般的检验外，应着重检验其水分大小，色泽气味变化等。对易潮解中药材还要注意包装容器周围四角部分有无水渍和发霉现象。

（2）库房选择与管理：应选择阴凉、避风和避光的库房，包装物以能防潮不通风为宜。春季和秋冬季因空气较干燥，库房不可过多的通风，夏季因空气较为潮湿，当库内温度在25～30℃时，相对湿度应控制在70%～75%。芒硝、胆矾、硼砂、大青盐、盐水蝎、白糖参等应有内外包装，内包装用能隔绝空气的塑料袋，外包装用纸箱或麻袋等。或置瓷、瓦容器内密闭储存。内外包装出现散破应及时更换。始终保持密闭状态，基本上不会发生潮解和风化。这类药材品种不多，储存量也不大，不可能专库储存，因此采取整架或按件密封储存为宜。易潮解的大青盐、咸秋石、盐附子等产生潮解时，及时在烈日下曝晒或采用干燥设备干燥后密闭储存于通风干燥处。

（3）在库检查：要根据储存种类、储存条件及气候变化有目标地检查。该类药材在潮湿的储存条件下应多检查货垛底层，在干燥气候时多检查货垛的上层，在阴雨的天气应抽查外层。储存日期较久的药材还要检查装包是否牢固，防止出库时因包装发脆而破损。易潮解的中药，如大青盐、咸秋石、盐附子、盐水蝎、昆布、海藻等，在夏季梅雨时节易吸潮，吸潮严重时甚至水化。一些糖制品，如白糖参吸潮后，不但表面粘连，还会出现霉斑。在春、秋季气候干燥时又会析出盐、糖的结晶颗粒。芒硝、绿矾等易风化类中药材，空气干燥时易风化成为粉末状。胆矾、硼砂、白矾等风化后为表面有粉状物且不透明的结晶体。

（七）易融化、粘连、挥发、升华中药材储存与养护

易融化、粘连、挥发、升华中药材储存与养护课件

1. 易融化、粘连、挥发、升华中药材品种　易融化、粘连的中药有芦荟、松香、乳香、没药、阿胶、鹿胶、蜂蜡、安息香、龟板胶等。

易挥发的中药有竹沥、苏合香、薄荷油、水银、阿魏等。

易升华的中药有冰片、薄荷脑、樟脑等。

2. 易融化、粘连、挥发、升华中药材防治措施　采用小包装或小件固封，包装应严密，避免敞口放置；阴凉低温干燥，调节库房内温度，库温在25℃以下，相对湿度为70%～75%；具体的养护方法有密封法、防潮法、冷藏法（一般温度控制在5～7℃）。另外对于松香、樟脑、冰片等中药为国家管制易燃危险品，应专库存放；水银有剧毒，须专库储存；阿魏有强烈的大蒜味，宜单独存放而且要加强密封措施，以防与其他中药串味；苏合香可在其盛装的铁桶中加入水，用水的液面封存苏合香，以降低温度和挥发。

（八）易燃易爆中药储存与养护

1. 易燃易爆中药材品种　常见的易燃易爆类中药有雄黄、火硝、硫黄、松香、干漆、樟脑、海金沙等。

2. 易燃易爆中药材的保管　严格按照消防管理及有关部门的规定和制度进行，储存在危险品仓库或远离一般库房的专库，每种易燃易爆中药应专柜存放，在阴凉处，保持低温和密封，隔离空气，远离火源。

（九）毒性中药材储存与养护

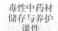

毒性中药材储存与养护课件

1. 毒性中药材品种　医疗用毒性中药品种较多。其中，纳入国家管理的有28种，具体包括：砒石（红砒、白砒）、砒霜、水银、生马钱、生川乌、生草乌、生白附子、生附子、生半夏、生南星、生巴豆、斑蝥、红娘虫、青娘虫、生甘遂、生狼毒、生藤黄、生千金子、闹羊花、生天仙子、雪上一支蒿、红升丹、白降丹、蟾酥、洋金花、红粉、轻粉、雄黄。

2. 毒性中药的保管

（1）毒性中药的验收：毒性中药在入库时，必须首先根据有效的入库通知单，认真核对品种名称、规格、产地或生产单位、批号、发货单位、发货日期、标注等；再检查件数是否相符，包装是否严密，有无损坏的现象，并逐件计量是否符合正常的误差，然后开箱或启包检查，合格后方能正式入库，填报入库凭证，分送有关部门或人员记账。

（2）毒性中药的管理：毒性中药必须由熟悉药性的专职人员负责保管，在调动工作时，应办理交接手续，并由单位负责人监交无误后方可调离。毒性中药材实行专库或专柜存放，双人双锁管理，双人验收，双人发货、复核，专用称量工具，专账记录，做到账物相符。已经拆开包装或分装好的毒性中药也应单独存放，要有明显标志，不得与其他药材混杂。在库检查时注意检查包装有无损坏，封纸是否完整。有的含毒药材也容易发霉或生虫，应细致观察。此类药材应件件称重，有时还要复核拆零的余额重量是否与记账数量相符。也要注意周围环境，是否会对药材质量有影响。在检验毒性中药时，工作人员不得用口尝或鼻嗅，必要时戴上口罩和手套等以防中毒。

案例分析

砒霜误作滑石粉发货

某中药仓库管理员，未按照毒性中药管理规定要求，擅将砒霜与滑石粉储存在一个库房，后误将砒霜当滑石粉发货。所幸发现及时，否则后果不堪设想。

砒霜为剧毒中药，是最古老的毒物之一，成分三氧化二砷，无臭无味，外观为白色霜状粉末，故称砒霜。口服5～50mg即可中毒，60～100mg即可致死。砒霜必须实行专库或专柜存放，双人双锁管理，双人验收，双人发货、复核，专用称量工具，专账记录，做到账物相符。

3. 毒性中药的养护　毒性中药的养护，应根据它们的来源、理化性质、质变的内容及主要原因，结合库存数量的大小来决定。在毒性中药中，除少数品种外，大多储存数量较少，有的甚至很少。从来源上看，它们有矿物及其加工制品，有动、植物药材，养护方法可根据不同的来源分别选用。

（1）矿物及其加工制品的养护：矿物有砒石、砒霜、水银、雄黄，制品有红粉、轻粉、白降丹，它们的储存数量都很少，主要是防止升华、氧化及湿度温度对它们引起的质变。因此，一般可采用容器密封法养护，注意防潮、防高温就能防止发生质变。

（2）动、植物类毒性中药的养护：凡数量少的品种，可采用密封法储存。使用能容纳所需储存数量的箱、桶、缸、罐、塑料袋等进行密封养护。若药材水分含量较高，可先曝晒或烘干后再密封储存。否则，应当加入吸湿剂密封，才能达到养护的应有效果。批量较大的品种，可采用密封法、吸潮法、气调法、低温法等养护，用塑料薄膜罩帐、密闭库、冷冻库等密封。若药材水分含量较高，应曝晒或烘干，或者加强吸潮措施。密封性能好的库房，可用空气去湿机吸潮；只具一般密封性能的，可用吸湿剂吸潮。

（十）贵细中药材的储存与养护

贵细中药材储存与养护课件

课堂互动

生川乌储存和养护过程中应注意哪些问题？为什么？

1. 贵细中药材品种　贵细中药材又称名贵中药材，系指价格较高的药材，品种主要有：人参、三七、鹿茸、麝香、牛黄、羚羊角、海马、马宝、狗宝、猴枣、熊胆、燕窝、哈士蟆油、冬虫夏草、西红花、珍珠等。以上这类药材，有植物类的，也有动物类的。在储存中，由于成分性质的不同，可能发生各种变异现象。如人参、海马、三七、哈士蟆油、熊胆等容易生虫、发霉；牛黄、麝香、哈士蟆油、燕窝等受潮后易发霉；西红花则易失油变色或干枯；羚羊角受热易干裂；鹿茸如没有干透，往往里面会腐烂发臭；储存麝香的容器如不严密，麝香易挥发散失气味；马宝、狗宝、猴枣、珍珠等虽不易生虫发霉，但如储存不妥，也会产生变色。

2. 贵细中药的入库验收　入库时，应先检验原包装有无损坏受潮，封签是否完好，并核对现货与发货单上的数量是否相符，然后逐件检验和复核包装重量，计算出正确的药材净重。

检验时，除对每品种的真伪、品质、规格等要进行全面验收外，还应针对容易变质的品种及其不同部位进行细致的检查。例如对原装的红参，如发现其木箱或铁盒有裂缝或钉眼孔洞的，往往容易返潮和生虫，检查时应及时打开检验。一般说来，山参、红参容易在主根上部及残茎（芦头）处生虫。糖参返糖时体发软，外表糖质不干，且有变色、发黏等现象；发霉时，即出现白色毛点，严重的发展变为黑色斑点。整把的参须，易在扎把处或粗壮的部分发霉。鹿茸生虫时，往往在茸尖的皮层外，严重的也能蛀蚀到内部疏松部分，但锯口处及已骨质化的部分却不易生虫。海马、海龙的害虫很细小，多蛀入体内，特别在其腹部最易生虫，检验时须经敲击后才会掉出蛀粉、虫粪或害虫。块粒状的三七，往往在支根折断处生虫，其蛀孔很小，须仔细检查才能看出。干燥的牛黄，体松质脆，容易碎裂和剥离。如体实带韧性，色暗黄，用手剥落碎片时发声不响，则是不干的，往往容易发霉；带毛壳的麝香容易生虫，净香则受潮后容易发霉。检验带毛壳的麝香时，可用手指按囊皮处，如无弹力并感到内部有硬块的，应剖开香囊进行检验。净香发霉的初期，往往出现白点，严重的会失去芳香气而带霉味，甚至香粒失润而硬化；燕窝受潮后容易发霉，检验时如感觉发软或取两只相互碰击无声的，都说明受潮；哈士蟆油易吸潮，如发现其色深或不光亮时，都是返潮现象，应即防止其继续受潮。如外表已发黏，则更须防止其发霉；在检验西红花时，应注意有无变色及失油。正常的西红花颜色鲜艳，体质糯润而气浓，否则即是陈货；检验羚羊角、马宝、狗宝、猴枣、珍珠等药材时，重点虽在于品质鉴定，但也应注意检验其包装是否牢固以及有无变色现象等。对这类药材，在储存过程中，也应采取定期或不定期的检查。梅雨季节时，对易发霉生虫的贵细药材，应每 5 天检查一次，每次检查都应有详细的检查记录。

3. 贵细中药材的保管　贵细中药材必须放在安全可靠的库房内储存，并有专人负责保管。人参、猴枣、燕窝、牛黄等，质脆易碎，在操作时应特别注意防止其残损。一般都应该用固定的箱、柜、缸、坛等密闭后，储存在干燥、阴凉、不易受潮受热的地方。库内温度应保持在30℃以内，相对湿度不超过70%。对其中易生虫发霉的药材，可采取以下具体养护方法。

案例分析

虫草放冰箱发霉，居民损失数千

居民曹女士想冬令进补，购买价值4000余元的冬虫夏草，听说冷储可防冬虫夏草虫蛀，便将其简单袋装后放在冰箱内。其后每天做饭虽然开关冰箱若干次，但一直未注意虫草情况。后来她想把虫草拿出来炖汤，却发现原来质量很好的虫草却长出一层细细的毛。望着变质不能食用的冬虫夏草，曹女士心疼不已。

冬虫夏草容易虫蛀、发霉、变色，因此必须密封置阴凉干燥处保存，特别注意防虫蛀。虫草吸潮后质地变软，易发霉，且大多先从子座发生，然后蔓延至虫体。害虫一般先蛀虫体的头部，继而蛀入其内，有的将虫体蛀空，只余下其空壳。有的因害虫危害使虫体表面成片脱落，破坏表面土黄色或黄棕色色泽。冰箱虽然阴凉，但不能防潮，而且每天一开一关很多次，潮气进入冰箱导致室内湿度大，从而导致冬虫夏草受潮发霉。若用冰箱储存虫草就必须将其扎成把用防潮材料包装并用透明玻璃纸封固后才能放入冰箱。

（1）密封：细贵药材都可以采取密封方法储存。例如红参和生晒参通常均用以下方法进行储存：先将装入人参的木箱糊严，不使其漏气，在箱底再横放一根多孔的细竹筒，筒内放适量的脱脂棉，筒口对准预先在箱侧开好的小孔，然后即可将含水量正常的人参依次放入箱内，密封后，以药用酒精或50°普通白酒（每50kg人参用酒精500ml），从箱孔注入竹筒内，然后封闭小孔，存放在阴凉干燥处。这样既能使人参不生虫、不发霉，还能保持其原有的色味和重量。但注意用酒量不宜过多，否则会损害人参质量。如果用敞口的坛子，按上法将人参与酒精同放在坛内加以密封，也有同样效果。

为了防止糖参吸潮受热和返潮，可将其放在低温干燥处或与适量无水氯化钙放在大缸内密封保存，效果良好。与无水氯化钙密封时，可先在大缸内放一只小瓮，然后将块状无水氯化钙2～3kg放入小盆内，盆上再放一竹篾或木架，糖参用纸包好（每包1～5kg）放在上面，将缸盖封严。经数天后，应开缸检查一次，如无水氯化钙已化，须取出晒干或烘干后再重复使用；如无水氯化钙不化，证明缸内干燥，可继续使用。如遇糖参返糖，可用温水将浮糖泡去后再浸一次糖汁，或者用炭火烤干即可。此外，也可把糖参通风晾晒后，用小木匣封装，再放入大木箱内储存，但在木箱底部应铺上12～15cm厚的柴草灰，小木匣周围及上面也用柴草灰埋严，然后密封存放在阴凉干燥处。这样，既可保色，又不易吸潮发霉。

储存鹿茸，可在虫霉季节前，将其装入里面糊纸的木箱或铁木双层的箱内密封储存。鹿茸如不装箱密封，往往容易受热或受潮。受热后其茸皮易破裂，受潮后则易变色泛黑和生白斑发霉。锯茸的锯口，最好用纸封住，并将整个锯茸用纸缠固，这样更便于储存。密封前，鹿茸须在容器内四周放适量纸包的樟脑粉；对砍茸，可直接将樟脑粉撒在绒毛处或脑皮上，或者与花椒、细辛存放一起，封固后，储存在干燥处。此外，鹿茸片以及鹿鞭、鹿胎等，亦均应加樟脑粉密封储存。这样不仅可以防止虫霉和风干破裂，而且还能保持鹿茸皮、毛的光泽。

哈士蟆油密封时，可用缸一口，在底部先铺一层柴草灰，灰上放一碗白酒，上面再放一张铺纸的竹篦子，然后将哈士蟆油放入，封好缸口即可。此外也可喷以适量的白酒后，随即装入缸、坛等容器内进行密封。如果能预先分作小包，装入双层塑料袋内（每袋装0.5kg），再放入大容器内密封储存，效果更好。这样既能防止发霉，又能保持原有的色泽。

其他如麝香、西红花等药材的密封，一般只要将原包装放入大容器或瓷罐内封严后，放在阴凉处即可。

（2）防潮：生晒参、糖参、红参和燕窝等在梅雨季节，为了防止受潮可装在铺有生石灰的箱或缸罐中储存，但须注意不使药材和生石灰接触，以防污染。至于生石灰的用量，可根据空气湿度、药材水分以及具体品种来确定，一般每立方米体积可用生石灰2～3kg，但不宜过多，过多会使药材过分干燥而碎裂，增加损耗。此外，用干燥稻糠埋藏上述药材，也能达到防潮的效果。其具体方法是：在容器内先铺一层稻糠，然后将药材分层放入，放一层药材铺一层稻糠，最后再将容器封严，放在干燥阴凉处储存。但这一方法只能防潮，平时仍应注意加强检查，防止生虫。

（3）冷藏：麝香、人参、燕窝、哈蟆油等在梅雨季时，都适宜采取冷藏的方法。冷藏的温度一般为5℃左右，但包装必须密封，以防潮气侵入发霉。

（十一）常见易变质中药材储存与养护实例

1. 大黄的储存养护　大黄吸潮或原未干透品，易在发热中变色，内部质地变糠至空心。色变表现在外部变深，向黑褐色方向发展；在内部变浅，向浅黄至白色方向发展。同时，易虫蛀并可生霉。在综合防治措施较好的库房，符合安全水分含量的新品，可保持一定时间的常规储存；水分含量非安全品，宜作吸潮养护；品质正常的陈品，宜密封储存；已发生质变品，须及时采取干燥、吸潮、气调、低氧低药量等法限制继续扩大质变。饮片生品和熟品忌混藏。

黄芩、黄柏、黄栀子等可参考本品方法储存养护。

2. 丹参的储存养护　易生霉、发热后形成的变色是本品主要质变。同时质变干硬并可发生虫蛀。新品含水分在安全限内，可在防潮避光条件下常规储存，应以密封储存为好。已质变品应及时采取干燥、气调、低氧低药量等法处理与储存。忌与藜芦混储。

秦艽、紫草等易色变品种可参考本品方法储存养护。

3. 玄参的储存养护　玄参可在高温和发热中强烈脱水，从而质变干硬，并可生霉和遭受虫蛀。玄参可采取常规储存，但应防止高温和出现发热，同时注意防潮。已虫霉品应及时干燥处理和采取气调、低氧低药量等法养护。量少饮片宜密封储存，虫霉品应先干燥再密封储存。勿与藜芦混藏。

同本品质变类似的巴戟天、地黄、肉苁蓉、锁阳、续断、百部等可参考上述方法储存养护。

4. 川芎的储存养护　川芎因含芳香成分，易挥发，故易散失气味。同时，川芎还易出现虫蛀和生霉质变现象。川芎新品可短期常规储存。长久储存以防潮、密封、夏季凉爽的环境为好。对已吸潮品，须及时干燥。已质变品可采取干燥、气调、低氧低药量等处理与储存。

同本品质变类似的有藁本、羌活、防风、高良姜、山柰、甘松、石菖蒲等，储存养护方法可参考本品。

5. 白术的储存养护　白术为一般易质变的大宗药材，可出现泛油、散失气味、生霉和虫蛀等质变现象。综合措施较好的库房环境，未质变品可短期常规储存。但按品质保持的正常要求，白术应以密封、吸潮并夏季凉爽的库房才能全面防止其质变。在条件允许时，以低温储存、地下储存更能保持品质的稳定。对已质变品，须及时采取干燥、气调、低氧低药量等法处理或储存，同时应注意防鼠。

苍术、云木香等系同类型质变品种，可参照本品储存养护。

6. 甘草的储存养护　甘草主要含甘草甜素、淀粉及纤维等成分，为一般易质变中药。质变主要是虫蛀，其次是生霉，长久储存中尚会出现变色，降低疗效。蜜炙饮片易潮解，可被不洁物污染。

甘草储存重点在于防潮。在综合措施较好的库房，新品可保持一段时间内的安全储存。吸潮品和蜜炙饮片，宜吸潮养护。已虫霉品，可采取干燥、吸潮、气调等法，以防止继续质变。甘草忌与大戟、芫花、甘遂等混藏。蜜炙饮片属最易质变品，炮制批量宜小。

黄芪、川牛膝、山豆根等的质变与本品接近，可参考上述储存养护。

7. 山药的储存养护　山药属于最容易遭受虫蛀和鼠害的药材。由于含有多量的黏液和淀粉，如果受潮则易变软发黏，两个星期左右就会发霉，皮色变黄，并最易生虫，故在储存过程中应防止湿气的侵入。其具体方法是宜用木箱包装，箱内用牛皮纸铺垫，箱角衬以刨花或木丝，然后将山药排列整齐装入，上面同样盖纸，钉箱密封，置于通风、凉爽、干燥处。已虫蛀和生霉品，可采取干燥后密封、气调、低氧低药量等法养护或储存。

凡易虫蛀并兼有鼠害或生霉的植物根和地下茎类药材，如泽泻、天花粉、葛根、沙参、明党参、川明参、北板蓝根、白芷、何首乌、川乌、草乌、川贝母、三七等均可参考本品方法储存养护。

8. 牛膝的储存养护　由于牛膝含糖类成分、黏液质、皂苷、无机盐等易分解与溶解成分，是最易质变的中药之一。牛膝易从空气中吸潮，在温度适宜情况下最易生霉和泛糖，同时由黄白色半透明体变为暗棕色至黑色体，在糖质被分解并变干硬后，还可发生虫蛀。在南方空气多湿季节，若未密封，将会很快形成严重的质变。本品养护须以“防”为主，实行严格的密封储存，以免吸潮后引起难以控制的迅速质变。已吸潮品，须及时吸潮养护。已发生质变品，可采取干燥、吸潮、气调等法，限制扩大质变。若质变发生量少，还可用沸后温水迅速刷洗，除去表面霉变物质，再干燥后密封储存。牛膝入库就须有效地防潮，采取密封飞吸潮等法储存。如已生霉、泛糖，还可用沸后温水稍加明矾溶化，将其入水用毛刷洗净表面霉变等物，烘干后再密封储存，以抑制继续质变。配方饮片可用瓷缸密封。

玉竹、黄精、麦冬等质变与本品类似，上述储存养护方法可供参考。

9. 人参的储存养护　人参因含多种三萜皂苷（人参皂苷），由葡萄糖、鼠李糖、阿拉伯糖等组成，故易出现生霉、虫蛀、泛糖、变色、变味等质变。尤以糖参最易在吸潮和高温下出现泛糖。本品系贵重中药，应作特殊保管。符合质量的新品和未质变的非新品人参，适宜密封储存和乙醇对抗养护（大缸底盛99%乙醇500ml能保持一年）。尚未质变，但含水分超过安全品宜吸潮养护。仅生霉品，经干燥后可用毛刷将霉刷去，或先用毛刷沾温水将霉刷去再干燥均可。生霉、泛糖、虫蛀等均发生品，可采取热能干燥、气调等法杀虫，再除去虫霉残体，然后作密封或对抗储存，使之不再继续质变。在上述方法的应用中，量少可用容器，量大用密闭库或塑料帐密封。人参忌与藜芦混藏。不宜用氯化苦、磷化氢等化学药剂养护，否则，化学药剂残留会引起变色、变味等现象。西洋参、党参、太子参等的质变与本品类似，储存养护可参考上述方法。

小批量人参还可采取砂糖包埋法储存。选用可密封的玻璃、搪瓷容器洗净、干燥，将干燥、无结块的白砂糖铺于容器底部约2～3cm厚，上面平列一层人参，用白糖覆盖使超过参面约1～2cm，糖面又置一层人参，再覆以白砂糖。如此一层层排列，最后用白砂糖铺面，加盖密封，置阴凉处。使用时可按需要量取用，然后加盖密封即可。主要适用于新开河参、高丽参、普通红参、西洋参、一般生晒参。

10. 当归的储存与养护　当归是最易质变的中药之一。它含有挥发油（0.2%～0.4%）、蔗糖、棕榈酸等，吸潮或原未干燥适当会引起储存中发热，在吸潮和温度较高的情况下最易泛油，继而生虫、发霉，随之变色和散失气味。泛油从小根的支端开始，进而逐渐扩大到全体。因此必须保持干燥、凉爽。阴雨天气不宜开箱，以免湿气侵入。未质变当归依数量不同，分别采取容器、罩帐、密闭库密封储存，自然降氧储存，低温储存，地下储存，短期还可常规储存；已吸潮或原未干燥适当且尚未质变品，宜作吸潮养护；已形成泛油、生虫等质变品，采取干燥、气调、磷化铝熏蒸等法杀虫和养护，并适当吸潮或再低温储存，以抑制减缓质变。本品饮片较药材泛油更快，每次炮制批量宜小，以缩短周转时间。

11. 沉香的储存养护　沉香所含挥发成分随温度的上升而加速失去，从而气味降低，品质下降，疗效损失。同时，在急速高温引起的质变中，尚可出现轻度的泛油。以夏季凉爽、低温、防潮的库房或容器密封储存，可以减缓质变的速度。以冷藏的效果更好，但目前一般不能达到这一要求。本品储存时间不宜过长，否则难免疗效降低。

与本品质变类似而程度有异的檀香、降香、苏木香、松节等可参考以上储存养护方法。

12. 肉桂的储存养护　肉桂在高温多湿下易散失气味和泛油，泛出油分被分解后药材质地变糠，从而疗效降低，品质变劣。同时，还可出现生霉，破碎损害品质。肉桂宜夏季低温、凉爽、防潮的库房或容器密封储存。

厚朴、桂皮等可参考本品方法储存养护。

13. 金银花的储存养护　金银花吸潮后易生霉、变色，易遭虫蛀，尚可减失气味。宜防潮、避光、夏季凉爽的库房储存。已吸潮生霉品，应及时干燥处理或吸潮养护。已生虫品，可采取气调、低氧低药量等法杀虫和养护。

菊花、红花、款冬花、月季花、洋金花等除有的尚有散瓣的质变外，余与本品质变近似，上述储存养护方法可供参考。

14. 西红花的储存养护　本品质变特殊，系贵重药品，须仔细养护，特殊保管。西红花含苷类和挥发成分，易吸潮水解变为泛油状态，在光、氧和酶的作用下变深至黑，同时可生霉和发生虫蛀。未质变新品，宜密封、吸潮或气调养护。本品往往储存数量不大,可用塑料袋盛入充氮降氧储存,能保鲜而不变色,但接触空气后又易发生质变。若袋内加上吸潮剂养护,能保持接触空气后的品质稳定。已潮解、变色、生霉品,宜采取吸潮养护,以抑制继续质变。

15. 丁香的储存养护　丁香因含挥发油 15% ~20%,易散失气味和泛油,尚可生霉和虫蛀,进而质地变轻。应避光、低温或夏季凉爽的库房(容器)密封储存。已泛油、生霉和虫蛀品,可采取吸潮养护,或干燥除去虫霉后再密封储存。杀虫也可用气调法。忌与郁金混藏。

荜澄茄、八角茴等与本品质变性质类似,可参考本品方法储存养护。

16. 白芥子的储存养护　白芥子除易生霉、虫蛀、泛油、变色外,当年新品若含水分量高或吸潮,内部发热或温度较高情况下,尚能发芽,形成又一种变质。干燥品宜于防潮、避光的库房或容器中密封储存,含水分非安全品宜吸潮养护。已吸潮质变品,应及时干燥处理和吸潮、气调、低氧低药量等法养护。

具有本品质变类型的品种较多,如莱菔子、紫苏子、王不流行、菟丝子、车前子、青葙子等,均可参考本品的储存养护方法。

17. 柏子仁的储存养护　侧伯仁含脂肪约 14%,最易在吸潮、生霉和自身发热与温度升高中泛油和变色,并较易遭受虫蛀。是最易泛油且泛油速度最快,质变难以抑制的品种之一,必须实行以防为主。干燥品须严密密封、吸潮品须吸潮养护,夏季应于低温、凉爽的库房(或容器)储存,才能有效地防止质变。凡见生霉并已泛油品,须及时干燥、吸潮并杀除虫霉后,再密封储存于低温环境,可以减缓质变。

含脂肪油较多,能形成泛油的牛蒡子、火麻仁、瓜蒌子、补骨脂、杏仁、桃仁、莱菔子等,储存养护方法可参考本品。

18. 砂仁的储存养护　砂仁所含挥发成分,易在温度升高中加速失去,长久储存中气味减低,并易生霉,还可发生虫蛀。宜密封、防潮、夏季在低温或凉爽的库内储存以全面抑制质变。已生霉、虫蛀品,须及时干燥处理或吸潮养护,亦可用气调加吸潮的方法杀虫除霉后,再按未质变品的方法储存。

与本品质变性质类似的有益智仁、荜茇、白豆蔻、草豆蔻、草果、吴茱萸、茴香、花椒、胡椒等品种,可参考以上方法储存养护。

19. 芡实的储存养护　芡实最易虫蛀和遭鼠害,并可生霉和破碎损失品质。量少者宜陶瓷等容器密封储存;批量以密闭库或防潮、避光、密封性能较好的库房,采取密封、气调、低氧低药量等法储存,并有效地防鼠,可防止质变。已虫蛀生霉品,须及时曝晒、加热干燥、或气调、低氧低药量等法杀虫和储存,使其不再继续质变。

含淀粉、脂肪、蛋白质等成分,易遭虫蛀、鼠害和生霉的类似品种,如薏苡仁、莲米、白扁豆、大豆卷、谷芽、麦芽、赤小豆、冬瓜仁、瓜蒌子、猪牙皂、建神曲等可参照上述方法储存养护。

20. 使君子的储存养护　本品果皮角质层较厚,秋末冬初采收加工中种子水分不易蒸发,果壳干硬的使君子种子尚未干燥,加之本身含脂脂油 20% ~27%,入库次春很易生霉,夏季泛油,是传统中难于防止的最易质变药材。去壳后干燥适当的使君米,要在吸潮后才会生霉、泛油和虫蛀。凡种子未干燥适当的使君子,须干燥适当才能储存。否则,必须持续吸潮养护才能防止质变。试验证明,在密封库内降氧至 2% 以下,再启动空气湿机吸潮,保持库内相对湿度 70% ~75%,可基本防止生霉和泛油。干燥适当的使君米，宜密封储存，并在夏季选低温、凉爽环境以防止泛油。

新上市的银杏、橘核等品，质变性质与之类似，上诉储存养护方法可作参考。

21. 枸杞的储存养护 枸杞因含甜菜碱、胡萝卜素、酸浆红素等可溶性成分，最易吸潮而泛糖，温度高而泛糖加速，同时颜色由鲜红逐渐变黑，并可生霉，在质变干硬后再发生虫蛀。因此，枸杞是最易质变并最易造成损失的中药之一。含水分安全的枸杞新品，须采取以防为主，实行严格的密封储存。量少以乙醇对抗储存的效果为好。一般以能防潮、夏季低温、凉爽的库房或地下储存为好。已吸潮、潮解、泛糖品，须及时吸潮养护，或干除水分后于夏凉环境中密封储存，以减缓质变速度。

同本品质变性质类似的龙眼肉、红枣、山茱萸、五味子等科参考上述方法储存养护。

22. 薄荷的储存与养护 薄荷含挥发油，油中含薄荷脑 70% ~ 90%、薄荷酮 10% ~12%，此外，还含有乙酸薄荷酯等。安全水分 11% ~13%，受潮易霉变、变色、香气散失，应贮藏于干燥、阴凉处。薄荷药材通常压紧捆扎，用席包装，外面再捆以草绳或装入竹篓。如果过分干燥，可喷水略加湿润后再打包，否则茎叶易压碎。本品应防受潮，切忌雨淋，以免霉烂和走失香味。堆垛不宜太高，以防挤压，搬运时轻拿轻放，避免破损。受潮后可摊晾，忌曝晒，久晒则绿叶变黄，香气挥散，不宜久储。

23. 荆芥的储存养护 荆芥所含挥发成分在常温中易挥发，高温中挥发加速，因而气味减失程度随时间的长短和温度的高低而有很大的差别，并在长久常规储存中可以失效。同时，吸潮后较易生霉，进而可以发生虫蛀。本品商品寿命时间短，在不宜长久储存的要求下，对干燥适当的新品，可在避光、防潮、夏季凉爽的库房中常规储存；含水分超过安全的对象，适宜吸潮养护。已生霉、虫蛀品，须及时干燥、吸潮、气调、低氧低药量等法杀除虫霉后，再密封储存。本品从产出到实际消费不宜超过两年，以保证相应的疗效。

藿香、紫苏、香薷、细辛、桂枝等质变性质类似，可参考本品方法储存养护。

24. 冬虫夏草的储存与养护 冬虫夏草容易虫蛀、发霉、变色，因此必须密封置阴凉干燥处保存，特别注意防虫蛀。虫草吸潮后质地变软，易发霉，且大多先从子座发生，然后蔓延至虫体。害虫一般先蛀虫体的头部，继而蛀入其内，有的将虫体蛀空，只余下其空壳。有的因害虫危害使虫体表面成片脱落，破坏表面土黄色或黄棕色色泽。为了防止这些变异，可将冬虫夏草用 95% 乙醇 500 ~ 1000ml 熏蒸。将 95% 乙醇盛入广口瓶中放在储有药材的下面，中间放一个带孔的箄子，上面放冬虫夏草，加盖封严 6 ~7 天以杀死虫体霉菌。储存时可将虫草扎成把用纸封包或用透明玻璃纸封固，盛木箱内；散装者可置于缸中，下层盛有石灰块。为了防止虫蛀，虫草在装箱时，先在箱内底部放用纸包好的木炭，再放少许碎丹皮，然后在其上放虫草，密封，可有效防止霉变、虫蛀的发生。利用石灰、氯化钙、硅胶等吸湿剂进行吸潮，以减少药材吸入空气中的水分，亦可达到防止发霉、虫蛀的目的。装箱前，若先将虫草用纸封包（每包 0. 5kg），再将包层层堆码装箱，层间撒上薄薄一层石灰粉，直至箱满，最上一层仍覆盖石灰粉，盖严，封好，防虫、防潮效果更佳。若与花椒共贮也能防蛀，大量时密封后置冷冻库储存。

本品化学养护后易变色，乙醇对抗不可宜接喷洒药上，否则，吸取乙醇中的水分后易生霉。由于系贵重短缺中药，储存中须以防为主。

25. 茯苓的储存与养护　茯苓个用席或麻袋装，刨片以木箱装，防止压碎。茯苓粉质，含多糖类的茯苓聚糖约 84.2%，受潮后易生霉，甚至腐烂。故茯苓应储存于阴凉干燥处，但不宜过于干燥或通风，以免风干失去黏性或发生裂隙。茯苓个在储存中易被虫害，严重时不仅能使外表皮成片脱落，蛀成碎片，同时也能将其蛀成许多小孔，使其松散易碎乃至成粉。在春夏季节或雨季前后可将原件打开，于阳光下日晒，为了防止起裂纹或因受热过度变色，晒时应覆盖白纸。茯苓可生霉和虫蛀，尤以茯苓皮较易虫蛀。未切片的茯苓个体，在高温、干燥中尚可龟裂。白茯苓片，污染尚会影响颜色。茯苓以密封储存为好，一般可在防潮条件下常规储存。已生霉、虫蛀品，可采取晾晒等法干燥处理，或气调加吸潮的方法养护。

猪苓、雷丸、乌灵参等可参考本品方法储存养护。

26. 麝香的储存与养护　麝香有毛壳麝香（原个麝香）及麝香仁（干燥香囊中的分泌物）之分，具有强烈的挥发特性，容易发霉。无论是毛壳麝香还是麝香仁均要干透后才入库，否则容易发霉。入库时一定要紧密严封，否则容易挥发，应存于阴凉处，避光、避热、防潮、防霉。

在保管养护过程中，如发现麝香霉变，只能用刷刷掉霉菌或把被污染部分剔除，切忌曝晒或烘焙。在分装麝香仁入小玻璃瓶时，除分装场地及包装物要合乎 GSP 要求外，特别要注意分装室内空气不要对流，否则麝香仁会随风而挥发损耗。另外要控制相对湿度，否则在分装过程中麝香仁吸入空气中的水分，装入小玻璃瓶后，即使用蜡熔封，当室温高于 20℃时，麝香仁也会发霉。由于麝香酮的挥发性强，容易被人在空气中吸入，故孕妇不宜直接参与分装工作。

27. 哈士蟆油的储存养护

课堂互动

某些商人为谋取利润，把哈士蟆油吸水稍发大后才卖出，目前市场上很难买到足干的哈士蟆油。该如何养护？

吸湿后的哈士蟆油不适宜用曝晒、烘焙等高温法去除水分，可在发生泛油、发霉之前，用干毛巾把哈士蟆油包好，外加塑料袋密封后放入冷库或雪柜内，让哈士蟆油内的水分直接被干毛巾吸收，然后取出吸收水分后的毛巾。可反复多次，直到合格后，用玉扣纸包好，外加塑料袋密封后放入冷库（柜）内保存。冷柜内温度不应过低，以 2～8℃为宜。当把哈士蟆油从冷柜取出时，应有一个温度变化的缓冲过程，可用大毛巾将其包住，让毛巾吸收空气中的湿气（被冷却的水分），待其温度接近室温时，才拆开称用。

如暂无冷库（柜），可用密封储存法。用瓷碗盛满 70% 乙醇或 65°的白酒放于缸底，任其挥发。碗上放竹匙，竹匙上放玉扣纸，把干洁的哈士蟆油铺在玉扣纸上，可铺多层，最后密封缸顶，放于阴凉处。这样，既不泛油，又不发霉，可保其色泽与质量。亦可用吸潮储存法：先用玉扣纸包好干洁的哈士蟆油，用纸盒装好，外加塑料袋密封，然后放入存有吸湿物（如：干石灰、干木灰、炒米、硅胶、五氧化二磷等等）的大容器内密封存放于阴凉处。

28. 鹿茸的储存养护　鹿茸易虫蛀、吸潮生霉，并老化和变色。在高温失水后，茸角断面端裂口,茸皮裂纹并可脱落。鹿茸宜密封、乙醇对抗、气调等法储存。已生霉、虫蛀品,可采取干燥法杀虫霉,再密封或乙醇对抗储存;或者采取气调杀虫和养护。量少品也可采取烟叶包裹养护防虫。

本品不宜化学药剂养护,以防变色和加速老化而品质变劣。若用樟脑对抗储存,容易发生窜味,不宜提倡。

29. 龟板的储存养护 龟板吸潮后易使残存筋肉生霉,以致腐败发臭,并可发生虫害。炙制饮片更易发生质变。龟板宜防潮库房或密封储存。已生霉、虫蛀品,经干燥杀除虫霉后再密封储存。

玳瑁、鳖甲、穿山甲等,以及整个贝甲类动物药材均可参照本品方法储存养护。

30. 全蝎的储存养护 全蝎由于加工中带盐,易潮解,并可生霉及色泽变淡。全蝎宜密封储存,量少还可用大蒜头对抗储存,已潮解生霉品可吸潮养护。量少可在容器内,用纱布包硅胶放入即可。

31. 蜈蚣的储存养护 蜈蚣易虫蛀、可生霉,并在储运作业中头足断落而影响品质和疗效。蜈蚣宜密封储存,量少可用大蒜头对抗储存。生霉品可采取吸潮养护,虫蛀品须及时采取热力或气调杀虫。作业宜轻取轻放。

32. 蛤蚧的储存养护 蛤蚧最易吸潮而生霉,以致腐烂;并易泛油、虫蛀和鼠害。蛤蚧宜密封储存、吸潮养护或乙醇对抗储存。已质变品,应及时采取曝晒、热力干燥、气调等法杀除虫霉,再密封、吸潮、乙醇对抗等法储存,并有效地防鼠。

紫河车、水獭肝等与本品质变近似,储存养护法可参照本品。

33. 蕲蛇的储存养护 蕲蛇最易生霉和虫蛀,严重时可将皮肉蛀空,并可泛油和遭严重的鼠害。蕲蛇宜密封储存。量少可用花椒、或樟脑或澄茄子适量,于密封容器内对抗储存。已吸潮生霉品,可先干除水分,刷去霉尘。再密封或乙醇对抗储存;或者直接采取吸潮养护。已虫蛀品,须及时采取干燥或气调等法杀虫,再密封储存可防止继续质变。同时,应有效地防鼠。

与本品质变类似的乌梢蛇、脆蛇、羌活鱼、地龙、水蛭等品种,亦可参考以上方法储存养护。

34. 鸡内金的储存养护 鸡内金易破碎、生霉和虫蛀。鸡内金宜防压碎、防潮的库房或容器密封储存。已生霉、虫蛀品,可采取曝晒、烘炕、气调等法杀虫除霉,再密封储存可限制其继续质变。在仓储作业中防重压重摔,蝉蜕等的储存亦可参考本品。

35. 土鳖虫的储存养护 土鳖虫较易虫蛀和泛油,并可生霉。常因肉食螨类的蛀食而很大部分成粉末状态。新品宜夏季凉爽的库房密封储存或吸潮养护。已虫蛀、生霉品,可采取曝晒、高温、气调等法杀虫,再保持密封储存。

九香虫、斑蝥、红娘等亦可参考本品储存养护方法。

36. 阿胶的储存养护 阿胶易吸潮生霉,高温熔化,失水龟裂,尚可失去表面光泽。阿胶宜夏季凉爽库房或容器密封储存。若发现生霉品,须采取吸潮养护;量少可采用清洁的纱布沾酒将霉揩去,再入容器内,加纱布包硅胶适当吸潮,密封可防止继续质变。

其余药用动物胶、虫白蜡、蜜蜡等均可参考本品的储存养护。

37. 蜂蜜的储存养护 蜂蜜含水分较重的蜂蜜,随夏季温度升高中,可出现发酵膨胀、味变酸败等质变。宜于低温、夏季凉爽的库房内密封储存。

38. 芒硝的储存养护　芒硝在湿空气中易潮解，在干燥空气中易风化，在温度32℃以上可溶化。具有潮解和风化两种质变性质。芒硝宜夏季凉爽、防潮的库房或容器密封储存。量少配方的饮片，容器密封即可防止质变。忌与三棱、硫黄混藏。

与本品质变类似的硼砂、硇砂、明矾、青矾等亦可参考上述的储存养护方法。

39. 冰片的储存养护　冰片化学性质不甚稳定。常温和光、氧作用下易升华为气体而减少，高温、高湿、强光、氧作用下更易加速升华而更快减少。冰片须用细密容器密封，夏季凉爽的仓库和低温库储存，并应防尘污染。本品属易燃物，须防高温，并杜绝火源。与本品质变类似的樟脑等品种，亦应参照上法储存养护。

40. 乳香的储存养护　乳香具有热融性质，常在高温（或发热）中，加之吸潮而粘结成团块；还由于含挥发油3% ~8%，因而易散失气味。在这些质变的同时，尚可轻度变色和质变脆硬。乳香宜防潮、夏季凉爽的库房或容器储存。在具备条件的地方，可进入低温库内储存。

与本品质变类似，程度有别的品种如安息香、琥珀、松香、没药等，均可参考上述储存养护方法。

二、中药饮片储存与养护

中药饮片储存与养护课件

中药材经炮制加工制成饮片，改变了原药材的形状，增加了与空气和微生物的接触面积，因此，与药材相比饮片更易发生泛油、霉变、虫蛀、变色等质量变异现象。仓储工作者应加强中药饮片的储存与养护工作。

（一）选择合适的储存仓库与器具

中药饮片储存与养护视频

中药饮片仓库应当有与储存量相适应的面积，具备通风、调温、调湿、防潮、防虫、防鼠等条件及设施，严格温湿度管理。总体来说，中药库房应保持通风，阴凉与干燥，避免日光直射，库温控制30℃以下，相对湿度75%为宜，勤检查，勤翻晒，经常灭鼠。中药饮片应按炮制日期，先进先出，以免储存日久，发生变质。

中药饮片由于截断面积增加，与外界空气接触面也随之扩大，因此，除严格饮片含水量在9% ~13%的同时，还应该根据药材与所加辅料的性质，选用适当容器储存，一般可储存于塑料袋、木箱或金属箱中，最好置于严密封口的合金箱、桶中，以防止湿气的侵入。有些应置于陶瓷罐、缸或瓮中，并加入生石灰或硅胶等干燥剂同贮。中药房饮片柜、置药格斗要严密。对于流转缓慢的饮片，应经常检查，以防霉变、虫蛀。

（二）根据饮片特性妥善养护

由于中药饮片来源广泛，成分复杂，品种繁多，性质各异，有的怕热，有的怕光，有的怕冻，有的易吸湿，应根据各种饮片特性妥善养护。为保证中药饮片质量，必须熟悉各种饮片的性能，摸清饮片储存养护规律，并采取合理的养护措施。

1. 切制类饮片　切制类中药饮片有薄片或厚片、丝、段、块等几类，由于饮片表面积增大，与空气接触面增大，更易吸收水分；与微生物接触增多，更易污染，极易吸潮、霉变和虫蛀。

（1）含淀粉较多的饮片：如山药、葛根、白芍等。切片后要及时干燥，防止污染。宜置通风阴凉干燥处，防虫蛀及鼠咬。

（2）含糖分及黏液质较多的饮片：如熟地黄、天冬、党参等。切片后不易干燥，若储存滋度高、湿度大均易吸潮变软发黏、霉变和虫蛀。故宜置通风干燥处，密封储存，防霉蛀。

(3) 含挥发油较多的饮片:如当归、川芎、木香、薄荷、荆芥等。切片后,一般在60℃以下干燥。储存温度亦不宜过高,防止香气散失或泛油。受潮则易霉变和虫蛀。故宜置阴凉干燥处,防蛀。

2. 炮制类饮片

(1) 炒制类饮片:炒黄、炒焦、麸炒、土炒等均可使饮片香气增加,如炒莱菔子、麸炒薏苡仁、土炒山药等。若包装不严,易被虫蛀或鼠咬。故宜贮干燥容器内,置通风干燥处,防蛀。

(2) 酒、醋炙饮片:如酒大黄、酒黄芩、酒当归等酒炙饮片;醋香附、醋元胡、醋芫花等醋炙饮片。不仅表面积增大,且营养增加,易污染霉变或遭虫害。应贮于密闭容器中,置通风干燥处,防蛀。

(3) 盐水炙饮片:如盐知母、盐泽泻、盐黄柏、盐车前子等。空气相对湿度过高时,易吸湿受潮;库温过高或空气相对湿度过低时则盐分从表面析出。故应贮密闭容器内,置通风干燥处,防潮。

(4) 蜜炙饮片:如蜜甘草、蜜黄芪、蜜冬花等。蜜炙后糖分大,较难干燥,易吸潮发黏;营养增加,易污染霉变或遭虫害或发霉变质。通常贮于缸、罐内,密闭,置通风干燥处,防霉、防蛀、防潮。蜜炙品每次制备不宜过多,储存时间不宜过长。

(5) 蒸煮类饮片:常含有较多水分,如熟地、制黄精、制玉竹等。蒸煮后易受真菌侵染,饮片表面附着真菌菌丝体。宜贮干燥容器内,密闭,置通风干燥处,防霉、防蛀。

(6) 曲类饮片:多以淀粉为黏合剂经发酵后制成,气清香,易虫蛀、霉变、泛油或鼠咬;霜类饮片,易泛油。二者均宜密闭贮阴凉干燥处,不宜久贮。

(7) 矿物加工类饮片:如芒硝、硼砂、明矾等。在干燥空气中易失去结晶水而风化,在湿热条件下又易潮解。故宜贮缸、罐中,密闭,置阴凉处,防风化、潮解。

从药用部位看,花类饮片,易变色,香气散失,应密封储存,避光,储存期不宜超过1年,受潮需摊晾、阴干或低温烘干(30~40℃),忌曝晒、高温烘烤;动物类饮片易蛀、霉、泛油变质,梅雨季节宜密闭或伴花椒同贮,库房相对湿度70%以下,要少贮勤进;叶与全草类较易保管,少数品种易蛀霉,如垂盆草、半边莲、透骨草等,宜贮干燥处,贮期不宜过长;其他如纤维与木质类饮片则不易引起质变,无需特殊保管。

三、中成药储存与养护

中成药储存与养护课件

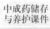

中成药的储存通常采用分类储存,即把储存地点划分为若干区,每个区又划分为若干货位,依次编号。按剂型和药物自身特性要求,根据内服、外用的原则,尽可能将性质相同的药物储存在一起,然后根据具体储存条件,选择每一类中成药最适宜的货位。中成药的储存与养护工作应贯彻预防为主的原则,在质量管理部门的技术指导下,依照分类储存的要求合理存放中药,实行色标管理。做好库内温湿度监测、记录工作,当温湿度超出规定范围时,应采取降温、保温、除湿、增湿等措施。每年对库房内中成药进行1~2次全面质量检查。平时应定期进行循环质量检查;一般品种,每季检查1次,有效期、易变品种酌情增加检查次数。认真填写库存中药养护记录,建立中药养护档案。中成药品种繁多,组方复杂,制备工艺繁琐,有效成分又多为混合物,因而出厂后,容易发生质量变化。中成药不宜久储,应严格效期管理,先进先出,避免过期失效。为了减少或避免中成药变质问题的发生,现将常见中成药易变品种的储存与养护技术介绍如下。

(一)中药片剂的储存与养护

中药片剂因含药材粉末或浸膏量较多,易出现潮解、发霉、花片、松片、裂片、碎片、变色等质量变异现象。由于片剂除含有主药外,尚加有一定的辅料如淀粉等赋以成形。在湿度较大时,淀粉等辅料易吸收水分,可使片剂发生松散、破碎、发霉、变质等现象,因此湿度对片剂的影响最为严重。其次温度、光线亦能影响某些片剂变质失效。

片剂在低温、低湿条件下一般可储存数年而质量不变,宜储存于室内凉爽、通风、干燥、遮光处,且密闭保存养护。所有片剂除另有规定外,都应密闭,在干燥处保存,防止受潮发霉变质。储存片剂的仓库,库温30℃以下,相对湿度以60%~70%为宜。如遇梅雨季节或在南方潮热地区相对湿度超过80%时,则应注意采取防潮、防热措施。片剂的保管养护工作,不但要考虑所含原料药品的性质,而且要结合片剂的剂型、辅料及包装的特点,综合加以考虑。

包衣片(糖衣片、肠溶衣片)吸潮、受热后,易发生包衣褪光、褪色、粘连、溶化、霉变,甚至膨胀脱壳等现象,因此保管要求较一般片剂严,如补肾强身片、三黄片、当归片、风湿宁片、妇科十味片、首乌片,应注意防潮、防热保存,储存于阴凉库,库房的相对湿度保持在35%~75%。

含片中除一般赋形剂外,并掺有多量糖分,如冬凌草含片、西瓜霜含片、草珊瑚含片,吸潮、受热后能溶化粘连,严重时能发生霉变,应注意密封,在干燥处的凉处保存。

含有易挥发性药物的片剂受热后能使药物挥散,成分损失,含量降低而影响效用,故应注意防热,在凉处保存。

含有生药类药品的片剂,如健胃片,易吸潮松散、发霉、虫蛀,更应注意密封在干燥处保存。

某些药品吸潮后易变色变质及易潮解、溶化、粘连的片剂,需要特别注意防潮。某些片剂的活性成分对光线敏感,必须盛于遮光容器内(如棕色瓶),受光照而变质应采取避光保存。

(二)中药丸剂的储存与养护

中药丸剂受潮易生霉、生虫、失润、气味散失或粘连结块、干枯变形等。丸剂虽然具有封口严密的蜡筒、蜡壳、塑料袋或纸袋包装,但在储存中仍可发生虫蛀等变异现象。凡出现变形、变色、生虫、发霉或有臭味者不宜药用。

1. 蜜丸 蜜丸最不易保存的一种剂型。蜂蜜及药材本身均含有少量水分,而且糖及某些成分又是害虫极好的营养物质,故蜜丸极易生虫。蜜丸生虫往往先从表面开始,其幼虫小,活动范围也小,容易被人忽视。但药丸表面有仓虫排泄物黏附。表面干硬的蜜丸害虫可能钻入药丸中间。蜂蜜吸湿性极强,若储存环境潮湿,蜜丸吸收空气中的水分后极易发霉。若空气干燥或温度过高,易失水干枯、变硬、皱皮、开裂、变糊。因此,蜜丸储存时如六味地黄丸、八珍丸、十全大补丸、人参养荣丸、归脾丸、银翘解毒丸、健脾丸,应防潮、防霉变、虫蛀,密封储存于室内阴凉干燥处,并注意包装完好。夏秋季节经常检查,如发现变质者,立即拣出。蜜丸储存期通常以1年半左右为宜。

2. 水蜜丸 水蜜丸虽然较蜜丸用蜜量小,质地稍坚硬,但吸湿性仍较强,如华佗再造丸,易发霉生虫。应密封置于室内阴凉干燥处。通常能储存2年左右。

3. 水丸　水丸颗粒比较疏松，与空气接触面积较大，能迅速吸收空气中的水分，如左金丸、四神丸、龙胆泻肝丸、香砂养胃丸等，易造成霉变、虫蛀、松碎。水丸在制作中应充分干燥，方能延长保存时间。水丸宜置于干燥密封处。一般的纸袋、玻璃瓶及塑料包装，可以防止变质。通常能储存 2 年左右。

4. 糊丸　因黏合剂是米糊或面糊，如小金丹、普济丸，有较强的吸湿性，因此糊丸不易保存。若吸潮变软后则易发霉、虫蛀，宜干燥密封保存。

浓缩丸（如朱砂安神丸）、微丸（如葛根芩连微丸）亦可同水丸、糊丸一样保管养护。

（三）中药胶囊剂的储存与养护

胶囊剂（包括硬胶囊剂、胶丸剂）制造的主要原料是明胶，吸潮、受热后易变软、发黏、膨胀，或囊壁面变浑浊失去光泽，严重时甚至黏软变形，有时还会生霉，甚至软化、破裂。过于干燥，水分过少而又易脆裂。胶丸剂由于制造时加有较多量的甘油，故吸潮性较强，如制造时干燥不适当，储存时湿度过大，温度较高，更易黏软生霉。

胶囊的保管，如天麻胶囊、人参首乌胶囊、妇炎平胶囊，要以防潮、防热为主，同时结合所含主药的特性考虑具体保管方法。一般胶囊剂都应密封，储存于室内阴凉干燥处，温度不超过 30℃ 为宜。注意防潮、防热，但亦不宜过分干燥，以免胶囊中的水分过少而易于脆裂。具有颜色的胶囊，在吸潮、受热后易出现颜色不匀、褪色、变色等情况更要注意防潮、防热。装有生药或脏器制剂的胶囊，如力勃隆胶囊、复方胚宝胶囊、蜂王浆胶囊等，吸潮、受热后易发霉、生虫、发臭，更应特别注意密封，置于干燥的阴凉处保存。

检验胶囊时，外观应整洁，无粘连，无变形和爆裂。若经敲动瓶底细粉或外表附药粉增多，说明胶囊套合不严。凡内外包装不严都会引起药物霉变，有的还会生虫。在搬运码垛时应轻码轻放，防止胶囊破裂受潮。

（四）中药散剂的储存与养护

中药散剂在储存过程，温度、湿度、空气及微生物等对散剂质量均有一定影响。其中以湿度影响最大，因为散剂的分散度较大（一般比原料药大），其吸湿性也比较显著，吸潮后药物可引起结块、变质或微生物污染等，因此对于散剂的保管养护，如金黄散、冰硼散、冰硼咽喉散、黏膜溃疡散、口腔溃疡散、跌打活血散、活血止痛散等，防潮是关键。中药散剂因吸湿性与风化性较显著，一般用防潮、韧性大的纸或塑料薄膜包装折口或熔封后，再装入外层袋内、封口，宜储存于室内阴凉干燥处。含挥发性药物或易吸潮药物的散剂应密封储存。中药散剂在储存中，还要结合药物的性质、散剂剂型和包装的特点来考虑具体保管条件：

纸质包装的散剂容易吸潮，吸潮后药物粉末发生润湿、结块，有时纸袋上出现迹印或霉斑等现象，所以应严格注意防潮保存。此外，纸制包装容易破裂，贮运中要避免重压，以防破漏。有些纸制包装用过浆糊加工，还应注意防止鼠咬虫蛀。若发现受潮或生虫，不宜药用。

塑料薄膜包装的散剂虽较纸质包装稳定，但由于目前塑料薄膜在透气、透湿方面还没有完全克服，故仍有一定的局限性，尤其在南方潮湿地区，仍须注意防潮，并且不宜久贮。

含吸湿性组分或加糖的散剂应密封于干燥处，注意防潮。如紫雪散中含有多量吸湿的元明粉、石膏粉等矿物类成分,应注意密封防潮,否则会吸潮硬结;含有挥发性成分的如避瘟散中含有藿香、冰片、薄荷脑等,应密闭储存,防止挥发和香气散失;含有树脂性中成药的如七里散中的乳香、没药等遇热极易结块,故应防高热;贵重药物散剂,可密封在坛内或铁听内,必要时加吸潮剂;含有遇光易变质的药物的散剂,要避光保存,特别要防止日光的直接照晒。

有特殊臭味散剂,应与其他药物隔离存放,以防串味;内服散剂与外用散剂要分开存放;含毒、限剧、麻药的散剂要专柜、专库存放,人用散剂与杀虫灭鼠散剂(有毒性)要严格远离存放。

此外,散剂的包装一般相差不大,品种名称比较复杂,在保管养护中要按品名、规格、用途分类集中保管,收发货要仔细校对,以免错收错发,造成事故。对易吸潮变质的散剂要经常检查有无吸潮情况;使用吸潮剂保存的散剂,还要定期检查吸潮情况,及时加以更换。

知识链接

冰硼散的储存与养护

冰硼散为粉红色的粉末,气芳香,味辛凉。本品易吸潮变质,因其含易挥发药品冰片,本品也易散失气味。因此,本品包装要求密封宜置阴凉干燥处。在入库前以及储存过程中应注意检查包装是否完整,有无破漏的痕迹。储存期间注意检查库房温湿度。

(五)中药颗粒剂的储存与养护

中药颗粒剂系指以中药的细粉或提取物等制成干燥颗粒状的内服制剂。一般分为可溶性冲剂和混悬性冲剂两类,前者加开水冲化后能全部溶解,后者则有细粉混悬。冲剂一般用于内服,用开水冲化后即成汤剂。

中药颗粒剂含有浸膏及大量蔗糖、淀粉等辅料,含水量低,极易受潮结块、发霉。如果包装不严或散破,则极易吸收包装外空气中的水分,与空间湿度建立新的平衡,导致颗粒剂受潮结块、潮解、融化、发霉,如板蓝根颗粒、银柴颗粒、抗病毒颗粒、小柴胡颗粒、风寒感冒冲剂、正柴胡饮颗粒、荆防冲剂、感冒清热颗粒、风热感冒冲剂、感冒舒颗粒。因此,颗粒剂包装防潮性能要好,应密封储存于室内阴凉、干燥处,遮光、防潮、防高温。

(六)中药注射剂的储存与养护

中药注射剂质量不稳定,如鱼腥草注射液、当归注射液、柴胡注射液、复方丹参注射液,一般应避光储存,并按药典规定的条件保管。中药注射剂储存中常见质量变异现象主要有:水针剂冻结、变色、澄明度不合格;粉针剂吸潮、变色等。中药注射剂含有一些不易除尽的杂质(如树脂、鞣质),或浓度过高、所含成分(如醛、酚、苷类),性质不稳定,在储存过程中可因条件的变化或发生了氧化、水解、聚合等反应,如柴胡注射液,易逐渐出现浑浊和沉淀。

中药注射剂在储存过程中要注意温度的变化,温度过低或过高,都会影响注射剂的质量。温度过高,会使某些高分子化合物的胶体状态受到破坏而出现凝聚现象;温度过低则某些成分的溶解度和稳定性随之降低,两者都会发生沉淀、混浊等。日光中的紫外线能加速药品的氧化分解，因此注射剂库门窗应采取避光措施。中药注射剂应置于室内阴凉干燥处，以室温10～20℃为宜，储存期约2年。中药粉针剂，如注射用双黄连（冻干）、注射用血栓通（冻干）、注射用血塞通（冻干）、注射用脑心康（冻干），在储存保管中要注意防潮，严格控制空气湿度，相对湿度保持在35%～75%。水针剂还应注意防冻。注射剂在储存过程中，澄明度会起变化，因此储存中应加强澄明度检查。如有下列现象之一者不可药用：澄明度不合规定，显著变色，混浊，沉淀，容器封口不严或破裂。因此中药注射液一般都应避光、避热、防冻保存、并注意"先产先出"，久贮产品应加强澄明度检查。

（七）中药水剂的储存与养护

中药水剂系指用水作溶媒，或药物混悬于水中而制成的各种中药制剂。由于中药水剂的溶媒是水，一般含药量较低，因此防腐力差，多不稳定，如保管不当易生霉，有些还会发生沉淀、变色、分层、挥发、分解，冬季严寒容易冻结。因此，中药水剂类保管时应密闭贮凉处，注意防止污染；发货时应掌握"先产先出"，加速流转，防止久存变质；冬季还需防冻。因中药水剂类大部分为玻璃瓶包装（仅部分为塑料瓶包装），故贮运时尚须轻拿轻放，以免破损。此外，水剂类还应根据各种剂型的特点采取适宜的保管方法：

1. 芳香水剂　多数芳香水剂均不稳定，如藿香正气液、藿香露、金银花露、青蒿露，易于霉败或产生异臭，其中的挥发性物质也多易分解变质，尤其是含有萜烯结构的挥发油更易氧化，氧化后不但失去了原味，而且生成树脂性黏稠物沉淀或黏着于瓶口。温度、空气、强光等均能影响芳香水剂的质量。高温能使挥发性物质挥发，冰冻能使挥发性物质游离，瓶塞不严会使挥发变味并易使微生物繁殖，长期的光线照射能加速挥发性物质的化学变化。因此，芳香水剂一般都应密封，在阴凉处避光保存，冬季防冻，并掌握"先产先出"，储存期不宜过长。

2. 溶液剂　很多中药的溶液剂稳定性不够高，如小儿退热口服液、止咳橘红口服液、乳块消口服液，易氧化、分解、变色、沉淀，有些又容易发霉败坏。其保管方法基本上与芳香水剂相同，但亦要根据具体品种特点采用不同的保管方法，如：含有挥发性成分的溶液剂受热后药物挥散、含量下降，故储存还须注意防热；有的中药溶液剂见光受热后分解失效，甚至炸裂容器，应避光防热保存；具有特殊臭味的溶液剂，不能与包装严密性差或吸附性强的药品存放在一起，以防串味；对人体有腐蚀性毒害作用的环境消毒溶液还应与内服药隔离存放等等。

3. 合剂　由于合剂主要以水为溶媒，如四季抗病毒合剂、复方鱼腥草合剂、小青龙合剂、银翘解毒合剂，与水剂的一般保管方法相同，也应密闭，在凉处避光保存，冬季防冻，并掌握"先产先出"。

4. 乳剂　乳剂质量不稳定，如血竭乳剂，其不稳定现象主要包括分层（乳析）、破裂、油类酸败等。分层的乳剂因分散相仍被乳化剂所包围，只要稍加振摇，仍可恢复到原来均匀的状态。分层再进一步发展，往往引起乳剂的破裂，即乳剂的分散相合并而形成油水两层的现象。乳剂破裂后，虽经振摇也不能恢复原有乳剂的状态。

温度是影响乳剂稳定性的主要因素。储存温度过高使乳化剂水解，乳化剂凝聚，黏度下降而促进分层；过冷可使乳化剂失去水化作用，析出结晶而破坏乳化层。空气、光线对乳剂也有影响，如包装不严密乳剂长时间接触空气时，水包油乳剂可由于外相水分蒸发而引起油相的聚结；含植物油的乳剂，由于油被分散为小油滴，故在高温处遇光和遇空气过久时容易酸败，酸败后的油脂或乳剂对人都有害。

此外，乳剂还易被霉菌、酵母菌及细菌等微生物污染，而出现生霉、发酵、酸败或乳剂破坏等现象。因此，乳剂应密闭避光，于凉处保存，冬季防冻。

5. 滴眼剂　一般为药物的水溶液或水混悬液，如金叶滴眼剂，性质多不稳定，易受空气、二氧化碳、光线、温度等的影响而分解变质；如储存时容器不严及储存环境不干净，尚能被微生物污染，尤其是受到铜绿假单胞菌、金黄色葡萄球菌、霉菌等致病微生物污染后，再应用于病人的眼中，可引起严重危害。因此，滴眼剂应密闭或密封，在凉处避光保存，不宜久贮。有“效期”规定的滴眼剂，注意“先产先出，近期先出”以防失效。

根据滴眼剂包装的不同，储存时还应注意：

（1）滴眼瓶包装：此包装不很严密，其胶帽易脱落、出口处易析出结晶，有时还有生霉现象。储存时应轻拿轻放，以免破碎；并且应将尖头朝下，直立存放，防止药液长期浸渍橡皮帽，使其脱色、脱屑而污染药液。冬季还应防冻。

（2）塑料滴眼瓶包装：一般瓶口熔封，临用时剪开，所以为密封包装，受外界因素影响较小，并且不易破碎。但验收、保管时不易作澄明度检查。所以这种包装的滴眼剂主要根据主药的特性采取适宜的保管方法。

（3）平底立式滴眼瓶：这种包装小瓶上带有滴管，比较严密。储存时应注意不要倒置。

6. 滴鼻剂　如鼻通滴鼻剂，其包装与保管方法均与滴眼剂相同。

（八）中药糖浆剂的储存与养护

中药糖浆剂系指含中药提取物的浓蔗糖水溶液。单纯蔗糖的近饱和水溶液称为单糖浆，一般浓度为85%（g/ml）。糖浆剂含蔗糖量应不低于45%（g/ml）。

中药糖浆剂的水溶液易被真菌、酵母菌等所污染，使糖浆被分解而酸败、浑浊，易出现酸败、异嗅、产生气体和其他变质现象，受热、光照等因素易产生霉变和沉淀，盛装容器应为棕色瓶，灌装后密封，存放于阴凉库，避免阳光直射，如保儿宁糖浆、川贝枇杷糖浆、五味子糖浆、解热清肺糖浆、小儿止咳糖浆。储存中若包装不严、受热或被污染易出现生霉、发酵、变酸、发臭、产生二氧化碳气体。严重时产生的气体较多，受热膨胀，可使容器爆裂。

中药糖浆剂的保管养护关键在于防止糖浆酸败，其主要措施应以防热、防污染为主。炎热季节温度较高，应置阴凉通风处保存，或采取降温措施；梅雨季节需加强养护和检查，发现封口不严，应予烫蜡密封，瓶塞上面或瓶盖内纸垫如出现生霉，应用消毒棉沾酒精（70%）拭净，以防蔓延；南方潮热地区则更应掌握“先产先出”，加快流通，避免久贮。

含浸出制剂的中药糖浆剂，在储存过程中往往会出现浑浊或沉淀。可通过具体分析后进行处理：①如少量沉淀，摇匀后能均匀分散者，则仍可供药用；②如沉淀系无效物，可以过滤除去，但操作中应注意清洁卫生，严防微生物污染；③糖浆败坏产生的浑浊、沉淀则不可再供药用。

（九）含乙醇中药制剂的储存与养护

含乙醇中药制剂系指乙醇作溶媒制成的各种中药制剂。常见的有以下几种：

1. 酊剂　系指中药不同浓度的乙醇浸出或溶解而制成的澄清液体制剂,亦可用中药流浸膏稀释制成,如骨友灵搽剂、白骨灵、息伤乐酊。

2. 流浸膏剂　系指中药用适宜的溶液浸出有效成分,蒸去部分溶剂,调整浓度至规定标准而制成的制剂,如当归流浸膏。

3. 其他含乙醇制剂　以不同浓度乙醇为溶媒,含乙醇量较高(常在60%以上),一般为成药,如十滴水、癣药水、牙痛水等。

因为乙醇具有良好的防腐作用,大多数中药含醇制剂在储存过程中比较稳定,一般不易变质。生产包装不合格或保管不善会出现乙醇挥发、沉淀等变异现象。因此,对于本类制剂应主要根据乙醇易挥发、易燃烧的特性加强保管。具体如下:①防受热挥发。应密封,在阴凉处保存。夏季注意防热,不宜堆码过高,应适当留出顶距。储存过程中应经常检查有无挥发性减量,若有挥发性应及时整理加固包装。②防火。含乙醇制剂易燃烧,故储存地点应杜绝火源、火种,并防止与易燃物品共存一处,以防引起火灾。③避光。许多含乙醇制剂的有效成分遇光易变质,受日光照射后能发生沉淀、变色、效价或含量降低等变化。所以含乙醇制剂一般都应密封在遮光容器内,在阴凉处保存。

(十)中药气雾剂的储存与养护

中药气雾剂系指中药提取物和抛射剂同装封于带有阀门的耐压容器中,使用时雾状形式喷出的制剂。由于中药气雾剂中药物装在搪有带色塑料护套的严密封闭容器内,能长期保持清洁和无菌状态,并能避免与空气、水分和光线的接触,故性质一般比较稳定。中药气雾剂质量变异现象主要有泄漏、爆破、塑料层脱落等。

中药气雾剂装有抛射剂,具有一定的内压,目前若为玻璃容器包装,遇热、受撞击后易发生爆炸,造成损耗。因此,中药气雾剂如银黄平喘气雾剂、云南白药气雾剂、止喘灵气雾剂、烧烫宁喷雾剂,应置阴凉处保存,避免受热或日光直晒,远离火源、电源,搬运时注意轻拿轻放,经常检查是否完整无损和渗漏。对所含药品性质不稳定还要掌握“先产先出”。

(十一)中药贴膜剂的储存与养护

中药贴膜剂是将从中药材中提取的有效成分,即中药提取物与成膜材料混合制成薄膜,再附以背衬材料制成的,如爽口托疮膜。它能在较长时间内保持相对恒定的血药浓度,从而避免了口服、注射给药引起的血药浓度的峰谷现象,减少了峰谷时的毒副反应,其次贴膜剂的有效成分经皮肤吸收直接进入体内,可避免药物的“首过效应”及胃肠道反应,且使用方便,尤其适用于儿童,如儿泻康贴膜。中药贴膜剂要求中药提取物应纯度高、体积小,主要成分透皮能力较强。

中药贴膜剂质量变异现象主要有药膜不易剥离、表面有气泡、太脆或太柔软、受潮、霉变。中药贴膜剂为一种新发展的剂型,目前尚未广泛生产与使用,其稳定性也有待于进一步的研究。因此,中药贴膜剂主要根据主药与成膜材料的特性,并结合包装的性能进行保管养护。中药贴膜剂的包装多有透气、透湿、透光性,故一般都应密封,在干燥处避光保存。保管中注意控制温湿度,相对湿度35%~75%。

(十二)中药软膏剂的储存与养护

中药软膏,又称油膏,易出现酸败、异嗅、变色、变硬、油水分离等质量变异现象。中药软膏剂在储存期间的稳定性,与软基质、药物的性质、储存的条件(温度、光线、湿度）、容器和包装的形式等有关。用凡士林作为基质的软膏一般比较稳定，但若含有某些不稳定的药物，亦容易变质。用动植物油脂作为基质的软膏易于酸败，光线、空气、温度等均能促使其酸败，故不易保存。乳剂基质、水溶性基质的软膏不稳定，如系用塑料管包装，久贮后易失水或霉败。因此中药软膏剂应根据药物和基质的性质，结合包装容器的特点进行保管：

1. 由于软膏基质熔点较低，受热后易熔化，质地变稀薄会出现外溢，而乳膏型基质过热或过冷会引起基质分层，影响软膏的均匀性与药效。软膏剂应在遮光容器中密闭储存，置于阴凉（一般不超过30℃）、干燥处，如三黄软膏、玉红膏、京万红。乳剂基质和水溶性基质制成的软膏，冬季还应防冻、避热保存，以免水分与基质分离，失去其均匀性。

2. 中药软膏剂中含有不稳定的药物或基质时，除应根据它们的性质加强保管外，还应掌握“先产先出”，避免久贮。

3. 具有特殊气味的软膏剂，如除湿止痒软膏等，应置凉处，并与一般药物隔离存放，以防串味。

4. 乳剂基质和水溶性基质制成的软膏，在冬季应注意防冻，以免水分和基质分离。一般在常温库保存，还要防止重压锡管变形。

5. 根据软膏包装容器的特点，保管中尚须注意：

（1）锡管装：已具备避光、密闭的条件，在30℃以下存放即可，但在贮运中要防止重压，堆码不宜过高，以防锡管受压发生变形或破裂。

（2）塑料管装：因质软、有透气性，装有亲水性基质、水溶性基质的软膏在南方潮热地区多不稳定，保管中应注意避光，避免重压与久贮。

（3）玻璃瓶装：棕色瓶装的已达避光要求，可密闭在干燥处保存，若系无色玻璃瓶装的必要时还要考虑避光，贮运中应防止重摔，并不得倒置侧放，以免破碎、流油。

（4）扁形金属或塑料盒：已达避光要求，可密闭贮干燥处，贮运中应防止重压，亦不得倒置侧放，以免包装变形或流油。

知识链接

马应龙痔疮膏的储存与养护

马应龙痔疮膏为浅灰黄色或粉红色的软膏，气香，有清凉感。本品是外用药，储存应和内服药分开，应避光，密封，放在阴凉处储存。避免温度的过高、过低引起膏体基质分层。

（十三）中药栓剂的储存与养护

中药栓剂又称坐药或塞剂，是由中药和基质均匀混合制成的一种具有一定形状和剂量的固体剂型，专供塞入肛门、阴道等腔道使用。

中药栓剂由于基质之特性，受热、受潮后易出现变形、发霉、变质、酸败、干裂、软化变形、走油出汗等质量变异现象。若储存温度过高会融化变形，温度过低会干裂，太干燥时栓剂也会裂开。甘油明胶基质栓引湿性强，吸潮后变不透明并有“出汗”现象，气候干燥时又易干化。因此，中药栓剂如妇宁栓、化痔栓，在储存期间应充分注意防热、防潮，一般储存在30℃以下的常温库密闭保存，并控制好相对湿度（35%～75%）。防止重压，并且储存时间不宜过长，以免腐败、酸败。此外，因中药栓剂为体腔内用药，保管中还应注意清洁卫生，防止异物、微生物的污染。对受热易熔化，遇光易变色的栓剂，应密闭、避光在凉处保存。

（沈力 贾晗 李欧）

扫一扫
测一测

复习思考题

一、简答题

1. 简述中药材当归的养护。
2. 中药材葛根在储存过程中可能发生的变异现象有哪些？
3. 简述中药糖衣片储存养护方法。
4. 简述各种养护技术的具体应用。

二、实例分析题

1. 分析党参药材常见质量变异现象及原因。
2. 简单分析天麻胶囊、山楂丸、化痔栓在储存养护中要注意的问题。

第五章

中药出库管理

课件
05章PPT

扫一扫
知重点

学习要点

1. 中药出库的原则、出库业务基本程序。
2. 中药出库复核及异常情况的处理。
3. 对温度有要求、特殊管理中药的运输管理。

中药出库管理是按照业务部门开出的出库凭证所列具体内容，由中药保管部门组织配货和发出的过程管理。

第一节　中药出库验发

中药出库验发是指对销售、调拨的中药出库前进行复核和质量检查，以保证其数量准确、质量合格，是防止不合格中药进入市场的重要关卡。

一、中药出库的原则

（一）坚持“三查六对”制度

中药出库验发时应进行“三查六对”。“三查”：查核发票的货号、单位印鉴、开票日期是否符合要求，“六对”：将发票与实物进行核对，即对品名、规格、厂牌、批号、数量及发货日期是否相符。

（二）遵循“先产先出”“近期先出”和按批号发货的原则

中药出库应坚持“先产先出”“近期先出”和按批号发货的原则，这样可以使中药在储存期间基本降低发生质量变化，从而保证中药在库储存的良好质量状态。

1. “先产先出”　一般来说，中药储存的时间越长，变化越大，超过一定期限就会引起变质，以致造成损失。中药出库应坚持“先产先出”的原则，有利于库存中药不断更新，确保中药的质量。

2. “近期先出”　指库存有“效期”的同一中药，应将近失效期的先行出库。对仓库来说，所谓“近失效期”，应包括给这些中药留有调运、供应和使用的时间，使其在失效之前进入市场并投入使用。执行“近期先出”原则，以达到既能保证药品质量，又避免经济损失的目的。

知识链接

药品的有效期

有效期是指药品在规定的贮存条件下保证药物质量的期限。有效期是根据药品的稳定性不同，通过稳定性实验研究和留样观察而制订的。失效期是指药品在规定的贮存条件下，其质量到某年某月即可能达不到原定标准的要求。

1. 国产上市药品有效期的表示方法

(1) 直接标明失效期某年某月，是指该药在该年该月的1日起失效。如标有"失效期：2016年10月"的药，只能使用到2016年9月30日。

(2) 直接标明有效期按年月顺序，一般表达可用有效期至某年某月，或用数字，是指该药可用至有效期最末月的月底。如标有"有效期至2016年7月"的药，该药可用到2016年7月31日。也可表达为"有效期至2016.07""有效期至2016/07""有效期至2016-07"等，年份用4位数表示，月份用2位数表示(1~9前加0)。

(3) 标明有效期年数或月数这种方式标出的药品有效期，可根据药品生产日期推算，一般规定生产日期即批号用6位数字表示，前两位表示年份，中间两位表示月份，末尾两位表示日期。如标"批号160815"，有效期2年的药，其有效期是到2018年8月15日。

2. 进口药品有效期的表示方法　进口药品常以"Expiry date"(截止日期)表示失效期，或以"Use before"(在……之前使用)表示有效期。各国药品有效期的标注不完全相同，有时难以辨别，为避免造成差错，应了解不同的写法，并注意识别。

美国：按月-日-年顺序排列，如9/10/2019或Sep. 10th 2019，即2019年9月10日。

欧洲国家：按日-月-年顺序排列，如10/9/2019或10th Sep. 2019，即2019年9月10日。

日本：按年-月-日排列，如2019-9-10，即2019年9月10日。

在标明有效期的同时，一般尚标有生产日期，因此可以按照生产日期来推算有效期限为多长。

值得注意的是，药品的有效期不是绝对的，而是有条件限制的，这就是药品的标签及说明书中所指明的贮存方法。如果贮存方法发生了改变，药品的有效期就只能作为参考，而不是一个确定的保质时间了。一旦药品从原包装内分出，如拆开盒子、打开瓶盖等开始使用时，则不再适合长期保存，且应及时使用。

3. 按批号发货　指按照中药生产批号集中发货，尽量减少同一品种在同一笔发货中的批号数，以保证中药有可追溯性，便于中药的日后质量追踪。

二、中药出库业务基本程序

1. 核单　核单即审核商品提货凭证。查对付货仓库名称、印鉴、商品名称、规格等级、数量、提货有限日期等项目。

2. 配货　保管员根据提货凭证所列项目内容及账务员的批注，核实后进行配货。配货作业包括原件商品包装整理，计件、计量(检斤或检数)，零星商品拼件装箱，标志收货单位、收货地点、发货单位、指示标志等，并经复核无误，配货才结束。

3. 记账　记账员根据配货后的实发数量，逐项对照登入商品保管账。也有采取先登账然后配货。

4. 待运　待运指当天不能提货的出库商品，需安排分户、分单作临时堆存。待运商品应有明显标志，便利发货。待运商品要加强检查、防止雨淋、水淹以及其他不安全因素。若待运较久要根据商品性质，防止虫蛀霉变的发生。

5. 发货　运输人员持提货凭证及托运单向仓库提取商品时，保管员应逐单核对，并点准件数交付提货人员，提货单上加盖“付讫”戳记，并点交随货同行的有关凭证，然后填发商品“出门证”。

三、中药出库复核管理制度

1. 中药出库复核内容　保管人员将货配发齐后，复核人员按发货凭证对中药实物进行质量检查（包括外观质量及包装质量检查）和数量、项目的核对。毒性中药，应实行双人发货制度，必要时仓储部门有关负责人要亲自进行复核。经出库复核确认中药商品无质量问题后，由复核员在销售单上填写质量状况并签字或盖章，仓库保管员凭有复核员签字和盖章后的出库凭证发货出库，并及时登记货卡、办理出库手续。

2. 复核记录　复核完毕，复核人员要认真做好复核记录，以保证能快速、准确地进行质量跟踪。中药出库复核记录内容应包括购货单位、药品的品名、剂型、规格、批号、有效期、生产厂商、数量、销售日期、质量状况和复核人员等项目。以上复核记录按 GSP 第 140 条要求保存，应保存至超过中药有效期 1 年，至少不得少于 5 年。

3. 异常情况的处理　复核中若发现以下问题应停止发货，并填写“不合格药品报告单”上报质管部门处理：①中药包装内有异常响动或者液体渗漏；②外包装出现破损、封口不严、衬垫不实、封条严重损坏等现象；③包装标识模糊不清或脱落；④中药已超出有效期；⑤票货不符；⑥有质量变异、鼠咬、虫蛀及霉变污染的。

课堂互动

1. 某中成药有效期为 2016 年 12 月，该药自什么时间起失效？
2. 某中成药批号为 201202113，有效期 3 年，表示该药自什么时间起失效？

第二节　中药出库运输管理

中药商品的运输工作，应遵循“及时、准确、安全、经济”的原则，遵照国家有关中药运输的各项规定，严格执行运输操作规程，有计划地合理组织中药运输，压缩待运期，把中药安全及时地运达目的地。

一、中药发运和装卸

1. 正确选择发运方式　为确保中药运输质量，应有符合中药质量要求的运输工具、防护设施。做到包装牢固，标识明显，凭证齐全，手续清楚，单、货同行。

2. 中药搬运装卸　应根据中药性质和包装情况，进行安全操作。对于易碎，怕撞击、重压的中药，搬运装卸时必须轻拿轻放，防止重摔，液体中药不得倒置。如发现中药包装破损、污染或影响运输安全时，不得发运。

此外，各种中药在运输途中还须注意车况、道路、天气等因素，选用合适的运输工具，采取相应措施防止出现破损、污染等问题。运输药品过程中，运输工具应当保持密闭。

二、特殊中药的运输

（一）对温度有特殊要求的中药的运输

1. 怕冻中药的运输　怕冻中药是指在低温下容易冻结，冻结后易变质或冻裂容器的中药。怕冻中药的详细品种由各地根据中药的性质和包装等情况研究拟定，列出具体品种目录，确定每年发运的时限。怕冻中药在冬季发运时，应根据各地气候实际情况，拟定有关省、市的防寒发运期，以保证防冻中药的安全运输，减少运输费用。在防寒运输期间，怕冻中药应加防寒包装或用暖车发运，按先北方后南方、先高寒地区后低寒地区的原则提前安排调运，发货单及有关的运输单据上应注明“怕冻中药”字样，运程中全程监控，注意安全措施。

2. 怕热中药的运输　怕热中药是指受热易变质的中药。由于怕热中药对热不稳定，可能会引起变质、破坏剂型等，因此运输过程中，要充分考虑温度对中药的影响，特别是夏季炎热季节，根据各地气温的情况及怕热中药对温度的要求，拟定具体品种的发运期限，按先南方后北方、先高温地区后一般地区的原则尽可能提前安排调运。对温度要求严格的怕热中药（如要求储存在15℃以下的品种）应暂停开单发运，如少量急需或特殊需要可发快件或空运，或在运输途中采取冷藏措施。在怕热中药发运期间，发货单上应注明“怕热中药”字样，并注意妥善装车（船），及时发运、快装快卸，尽量缩短途中运输时间。

3. 冷藏、冷冻中药的运输　冷藏、冷冻中药是指在贮藏、运输中对中药有温度要求的药品，其中冷藏温度为2～10℃，冷冻温度为-25～-10℃。运输冷藏、冷冻中药的冷藏车及车载冷藏箱应当符合中药运输过程中对温度控制的要求。运输过程中，冷藏车具有自动调控温度、显示温度、存储和读取温度监测数据的功能，中药不得直接接触冰袋、冰排等蓄冷剂，防止影响中药质量。还应制定冷藏、冷冻中药运输应急预案，能采取措施应对运输途中可能发生的突发事件。应当有记录，可实现运输过程的质量追溯，记录至少保存5年。

（二）特殊管理中药的运输

1. 麻醉中药的运输　应按照《麻醉药品和精神药品运输管理办法》运输麻醉中药。麻醉中药的包装容器上必须印有麻醉药品标志。托运、承运和自行运输麻醉中药的单位，应当向所在地省、自治区、直辖市药品监督管理部门申领《麻醉药品、第一类精神药品运输证明》，必须采取安全保障措施，采用封闭式车辆，专人押运，中途不得停车过夜，防止麻醉药品在运输过程中被盗、被抢、丢失。铁路运输采用集装箱或行李车，且确保箱体完好，施封有效。

2. 毒性中药的运输　毒性中药运输应严格按照《医疗用毒性药品的管理办法》有关规定执行。毒性中药的包装容器上必须印有毒药标志。在运输毒性中药的过程中应当采取有效措施，防止发生事故。运输工作人员应具有一定的运输管理知识，熟悉有关医疗用毒性药品的管理办法。铁路运输应当采用集装箱或行李箱运输医疗用毒性药品。采用集装箱运输时，应确保箱体完好，施封有效。道路运输医疗用毒性药品必须采用封闭式车辆，有专人押运，中途不应停车过夜。水路运输医疗用毒性药品时应有专人押运。医疗用毒性药品到货后，运输员应当严格按照有关规定与收货单位办理交货手续，双方对货物进行现场检查验收，确保货物准确交付。毒性中药若发生被盗、被抢、丢失的，应立即报告公安机关和当地药监部门。

（李　卿）

扫一扫
测一测

复习思考题

1. 为什么中药出库要遵循“先产先出”“近期先出”和按批号发货？
2. 中药出库复核应注意哪些方面？
3. 毒性中药的运输管理过程中有哪些特殊要求？

实训指导

实训一　中药分类储存与堆垛

【实训目的】

通过本实训，使学生能熟练掌握中药的分类储存与堆垛要求，能熟练开展中药堆垛工作。

【实训内容】

1. 中药的分类储存。

2. 中药的堆垛。

【实训准备】

1. 当地符合GSP要求的药品经营企业中药仓库，设置中药货件堆垛工作情景，包括不同药用部位的中药材；不同炮制类别的中药饮片；不同批号不同剂型的中成药。

2. 实训分组　6人一组。

【实训步骤】

1. 中药的分类储存

（1）按仓库温度管理要求完成入库分类储存。

（2）按中药材中药饮片的入药部位不同完成分类储存。

（3）按中成药剂型不同完成分类储存。

2. 中药的堆垛　将以上中药按堆垛的要求存入仓库，并编号。

【实训提示】

1. 中药分类储存就是把性质相似、变化相同的中药品种归为一类，选择合适的储存场所，采取针对性较强的保管措施，达到保证药品质量的目的。通常将中药分为动物类、植物类、矿物类和中成药类，植物类又按药用部分分为根及根茎类、茎类、皮类、叶类、花类、全草类、果实和种子类、树脂类等。每一类各有特点，将药材分类存放，便于库房安排和出入库收发管理，同时可根据每类药材的特点采取不同的管理措施。

2. 中成药的储存通常采用分类储存，即把储存地点划分若干区，每个区又划分若干货位，依次编号。

3. 中药堆垛是指仓储中药堆垛的形式和方法。合理的中药堆垛，既有利于仓库人员人身、中药、设备和建筑物安全，又可以充分利用仓容，利于收货、出库和中药的在库养护作业。

4. 货垛的间距要求　药品按批号堆码，不同批号的药品不得混垛，垛间距不小于5cm，与库房内墙、顶、温度调控设备及管道等设施间距不小于30cm，与地面间距不小于10cm。

【实训思考】

1. 如何进行中药合理堆放？

2. 如何进行色标管理？

【实训体会】

相互交流中药分类储存与堆垛体会。

实训二　中药对抗同贮

【实训目的】

通过本实训，使学生熟练掌握中药对抗同贮养护技术。

【实训内容】

本次实训练习对抗同贮法储存蛤蚧、牡丹皮、山药与泽泻对抗同贮防虫。

【实训准备】

1. 器材准备　①蛤蚧、牡丹皮、山药药材；②花椒；③生石灰；④可密封的搪瓷容器。

2. 实训分组　4人一组。

【实训步骤】

1. 对抗同贮法储存蛤蚧。

2. 牡丹皮、山药与泽泻对抗同贮防虫。

【实训提示】

对抗同贮法就是利用一些有特殊气味、具有驱虫作用的中药与易生虫中药共存，以达到防止害虫发生的目的。

1. 蛤蚧极易受潮发霉虫蛀，蛤蚧尾部是药用的主要部分，尤其要特别注意保护。选用可密封的玻璃、搪瓷容器洗净、干燥，将生石灰用透气性较好的纸包裹好放在容器的四角上面用草纸覆盖，然后在容器的底部撒一层花椒或吴茱萸，也可用毕澄茄，但花椒的效果较好。然后将干燥的蛤蚧均匀地摆放在上面，如果蛤蚧较多，可摆放几层蛤蚧后再撒一层花椒，摆放完后密封容器，置阴凉干燥处储存。

2. 山药易生虫，丹皮易变色，若交互层层存放既可防止山药生虫，又可防止丹皮变色。具体做法：在梅雨季之前，将干燥的山药和牡丹皮一层压一层地装在木箱或缸内，然后盖严密封放在干燥阴凉处，这样既可使泽泻不生虫，也能使牡丹皮不变色。

【实训思考】

1. 蛤蚧容易出现哪些变异现象？除对抗储存外，还可采取哪些方法养护？

2. 选择对抗同贮法储存中药时要注意防止混药和串味现象。

【实训体会】

相互交流中药对抗同贮养护体会。

实训三　中药材质量验收与储存

【实训目的】

通过本实训项目，掌握药材的入库质量验收与储存常规方法。

【实训内容】

1. 药材质量验收。

2. 药材储存。

【实训准备】

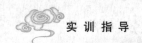

1. 器材准备　①党参、山药、土鳖虫药材；②SH10A 型水分快速测定仪。

2. 实训分组　4 人一组。

【实训步骤】

1. 以上药材的真伪鉴别。

2. 将已虫蛀、霉变、泛油、虫蛀、变色药材挑选出。

3. 未变质药材进行水分测定及不符合安全水分要求的干燥处理。

4. 密封储存。

【实训提示】

1. 中药材质量验收依据为《中国药典》及部(局)颁标准，进口中药材依照《进口药品标准》进行质量验收。除此之外，还注意按照进货合同和入库凭证上所要求的各项质量规定开展验收。

2. 中药材水分测定一般采取 SH10A 型水分快速测定仪测定。该测定仪是根据称重法和烘干法原理设计，将物质在烘干前后的质量进行比较，以得到物质内所含水分的百分比。

3. 以上中药材的特性　①党参含多量糖质，味甜质柔润，夏季易吸湿、生霉、走油、虫蛀。根头上疣状突起的茎痕及芽或根枝折断处尤易发生。②山药含有大量淀粉，易虫蛀，且被蛀后发展快。山药易吸湿生霉，且不易察觉。若表面失去光泽，似有白粉状物即是开始萌霉的象征。③土鳖虫较易虫蛀和泛油，并可生霉。土鳖虫易隐蔽在体内蛀蚀，并在其中发育繁殖，常因肉食螨类的蛀食而很大部分成粉末状态。土鳖虫发霉轻者在虫体表面见白色或绿色霉迹，严重时霉变会发展到虫体腹内，可剖开检查。

4. 药材所含水分超过安全水分的处理及储存　可在烈日下曝晒或烘箱烘干(时间不宜过长否则易泛油变色)，既可保证药材干燥，又可杀死虫卵、霉菌(筛去虫卵，擦去霉)，趁热用塑料袋密封，放入容器内，盖严备用。

【实训思考】

1. 含挥发油的药材能否用 SH10A 型快速水分测定仪测定水分？为什么？

2. 常见质量易变药材有哪些？各主要产生哪些质量变异现象？产生的主要原因何在？如何防止变质现象产生？

【实训体会】

相互交流易变质药材质量验收与养护体会。

实训四　中成药的质量验收与储存

【实训目的】

通过本实训，掌握各类常用中成药质量验收与储存。

【实训内容】

1. 补肾强身片、六味地黄丸、天麻胶囊等质量验收与储存。

2. 金黄散、板蓝根颗粒等质量验收与储存。

3. 鱼腥草注射液、藿香正气液、五味子糖浆等质量验收与储存。

4. 银黄平喘气雾剂、京万红、化痔栓等质量验收与储存。

【实训准备】

1. 当地符合 GSP 要求的药品经营企业中成药仓库,设置以上中成药的入库质量验收与储存工作情景。

2. 实训分组　6 人一组。

【实训步骤】

1. 以上中成药外观质量验收及异常中成药的处理。

2. 合格中成药的分类储存。

【实训提示】

1. 各种剂型中药制剂的检查　中药压制片主要检查色泽、斑点、异物、麻面、吸潮、粘连、溶化、发霉、结晶析出、边缘不整、松片、装量及包装等。含生药、脏器及蛋白质类药物的制剂还应检查有无虫蛀、异嗅等。中药糖衣片主要检查色泽、黑点、斑点、异物、花斑、瘪片、异形片、龟裂、爆裂、脱壳、掉皮、膨胀、溶化、粘连、霉变、片芯变色、变软及包装等;胶囊剂主要检查色泽、漏药、破裂、变形、粘连、异嗅、霉变、生虫及包装等。软胶囊(胶丸)还应检查气泡及畸型丸。丸剂主要检查圆整均匀,色泽一致,大蜜丸、小蜜丸应细腻滋润,软硬适中,无皱皮、无异物。水丸、糊丸应大小均匀,光圆平整,无粗糙纹,包装密封严密。滴丸剂主要检查色泽、吸潮、粘连、异嗅、霉变、畸型丸及包装等。

散剂主要检查色泽、异嗅、潮解、风化、霉变、虫蛀及包装破漏、纸袋湿润出现印迹等现象。颗粒剂主要检查色泽、嗅味、吸潮、软化、结块、颗粒是否均匀及包装封口是否严密,有无破裂等现象。

水针剂主要检查色泽、结晶析出、混浊沉淀、长霉、澄明度、装量、冷爆、裂瓿、封口漏气、瓶盖松动与安瓿印字等。粉针剂主要检查色泽、粘瓶、吸潮、结块、溶化、异物、黑点、溶解后澄明度、装量、焦头、冷爆、裂瓶、铝盖松动、封口漏气及玻璃瓶印字等。冻干型粉针剂主要检查色泽、粘瓶、萎缩、溶化等。溶液型滴眼剂主要检查色泽、结晶析出、混悬沉淀、霉菌生长、澄明度、裂瓶、封口漏液、瓶体印字等。

眼膏剂主要检查色泽、颗粒细度、金属性异物、溢漏、装量及包装等。糖浆剂主要检查澄清度、混浊、沉淀、结晶析出,异物、异嗅、发酵、产气、酸败、霉变、渗漏及包装等。气雾剂主要检查色泽、澄清度、异物及漏气、渗漏等。软膏剂主要检查色泽、细腻度、黏稠性、异物、异臭、酸败、霉变及包装等。栓剂主要检查外形、色泽、融化、酸败、霉变及包装等。橡胶膏剂主要检查外形、色泽、异物、透背、黏着力、耐热性、耐寒性及包装等。

2. 中成药的储存通常采用分类储存,即把储存地点划分为若干区,每个区又划分为若干货位,依次编号。按剂型和药物自身特性要求,根据内服、外用的原则,尽可能将性质相同的药物储存在一起,然后根据具体储存条件,选择每一类中成药最适宜的货位。对每种中成药,应根据药品标示的贮藏条件要求,分别储存于冷库(2～10℃),阴凉库(20℃以下),常温库(0～30℃),各库房的相对湿度均应保持在 35%～75%之间。

【实训思考】

1. 如何进行中成药质量验收?

2. 包衣片、蜜丸、糖浆剂储存中最易发生什么变质现象?如何加强养护工作?

【实训体会】

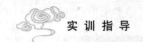

相互交流各类常用中成药质量验收与储存体会。

实训五　中药的入库验收与出库验发

【实训目的】

通过实训使学生能熟练地进行中药材的入库验收和出库验发工作,熟练掌握药材的出、入库验收手续及要求。

【实训内容】

1. 中药的入库验收。

2. 中药的出库验发。

【实训准备】

1. 当地中药仓库或模拟中药仓库,设置中药的入库验收与出库验发工作情景。

2. 实训分组　4 人一组。

【实训步骤】

1. 入库验收

(1) 数量验收。

(2) 包装、标识检查。

(3) 质量检验。

(4) 填写中药的入库验收记录。

2. 出库验发

(1) 核单。

(2) 配货。

(3) 发货。

(4) 填写中药的出库验发记录。

【实训提示】

1. 中药的入库验收保管人员依据"中药购进记录"和"随货同行单"对照实物核对无误后收货,并在"中药购进记录"和供货单位收货单上签章。

(1) 数量验收:应检查来货与单据上所列的中药名称、规格、批号及数量是否相符,如有短缺、破损应查明原因。

(2) 包装、标识检查:注意检查包装完整性、清洁度、有无水迹、虫霉等其他污染情况。凡有异样包装应单独存放,以便查明原因。中药包装必须印有或者贴有标签并附说明书,每个整件包装中,应有产品合格证。中药包装、标签或说明书应符合 SFDA 规定。验收首营品种应有生产企业出具的该批号中药出厂检验合格报告书。特殊管理的中药、外用中药和非处方药包装的标签或说明书上必须印有符合规定的标识。

(3) 质量检验:中药质量的验收方法,包括外观性状检查和抽样送检两种。外观性状检查由验收人员按照一般的业务知识进行感官检查,观察各种中药的外观性状是否符合规定标准。抽样送检由药检部门利用各种化学试剂、仪器等设备,对中药的成分、杂质、含量、效价等内在质量和微生物限度进行物理的、化学的和生物学方面的分析检验。要全面确定中药的质量情况,必须根据具体情况进行抽样送检。

抽样必须具有代表性和均匀性。抽取的数量，每批在50件以下（含50件）抽2件，50件以上的，每增加50件多抽1件，不足50件以50件计。在每件中以上、中、下3个不同部位进行抽样检查，如发现异常现象需复验时，应加倍抽样复查。

（4）填写验收记录：中药验收人员应认真填写中药验收记录，并按日或月顺序装订，保存至超过中药有效期1年，但不得少于5年。

2. 中药的出库验发

（1）核单：审核出库凭证所列中药名称、剂型、规格、件数。目的在于审核凭证的真实性、出库品种的属性。特殊管理中药应双人操作。

（2）配货：按凭证所列中药名称、剂型、规格、件数从货位上检出，在发货单上记录凭证所列内容，记录批号，若批号不同，应分别记录每一批号多少件，签章，核销保管卡片。出库中药堆放于发货区，标写收发货单位、调出日期和品名件数，填写好的出库凭证转保管复核。

（3）发货：将中药交付客户的过程。交付形式可以由仓库运输部门统一配送，客户也可以带业务部门开具的出库凭证自行到库提货，还可以通过交款方式提货，出库凭证上都应有规定的印鉴。

【实训思考】

1. 中药质量验收依据是什么？
2. 中药质量验收抽样时应遵循什么原则？如何抽样？
3. 中药入库验收应包括哪些内容？如何进行中药的入库质量验收？
4. 中药入库验收中出现质量问题如何处理？

【实训体会】

相互交流中药的入库验收与出库验发体会。

（张新渐）

主要参考书目

1. 全国人大. 药品管理法(2015年最新修正版). 北京:法律出版社,2015.
2. 国家食品药品监督管理总局. 药品经营质量管理规范. 北京:中国医药科技出版社,2015.
3. 药典委员会. 中华人民共和国药典. 2015年版. 北京:中国医药科技出版社,2015.
4. 国家食品药品监督管理局执业药师资格认证中心. 国家执业药师资格考试考试大纲. 7版. 北京:中国医药科技出版社,2015.
5. 沈力. 中药储存与养护技术. 北京:人民卫生出版社,2014.
6. 国家食品药品监督管理局执业药师资格认证中心. 中药学综合知识与技能. 北京:中国医药科技出版社,2011.
7. 徐良. 中药养护学. 北京:科学出版社,2010.
8. 徐世义. 药品储存与养护. 北京:人民卫生出版社,2009.

复习思考题答案要点和模拟试卷

《中药储存与养护技术》教学大纲